李忠教授谈：

癌症病人
应该这么吃

李 忠 编著

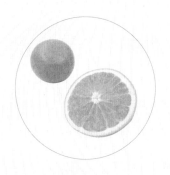  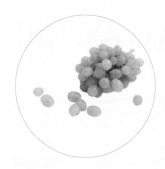

中国健康传媒集团

中国医药科技出版社

内 容 提 要

癌是一种状态，正确的饮食可以帮助我们改变"癌状态"，抗击癌症。本书介绍了几十种抗癌的食材和药食两用的抗癌中药，以及美味、实用的代表菜谱。手术、化疗、放疗等不同治疗阶段的癌症患者，都可从书中找到相应的饮食调养方案，常用的食材巧妙烹调成美食，患者食之就能有效缓解疼痛、食欲不振、失眠等癌症不适症状。希望患者和家属通过本书能了解吃对抗癌的重要性，并通过吃对吃好，充分发挥食物的抗癌功效。

图书在版编目（CIP）数据

李忠教授谈：癌症病人应该这么吃 / 李忠编著 . —北京：中国医药科技出版社，2018.2

ISBN 978-7-5067-9675-0

Ⅰ . ①李… Ⅱ . ①李… Ⅲ . ①癌—食物疗法 Ⅳ . ① R247.1

中国版本图书馆 CIP 数据核字 (2017) 第 260972 号

美术编辑 陈君杞
版式设计 锋尚设计

出版 中国健康传媒集团｜中国医药科技出版社
地址 北京市海淀区文慧园北路甲 22 号
邮编 100082
电话 发行：010-62227427 邮购：010-62236938
网址 www.cmstp.com
规格 710×1000mm $^1/_{16}$
印张 13¼
字数 222 千字
版次 2018 年 2 月第 1 版
印次 2023 年 4 月第 3 次印刷
印刷 三河市万龙印装有限公司
经销 全国各地新华书店
书号 ISBN 978-7-5067-9675-0
定价 39.00 元

获取新书信息、投稿、为图书纠错，请扫码联系我们。

前言
Preface

用"吃"改变癌状态

近年来，我们对于癌症的认识发生了巨大的改变，在对癌症发生、发展和治疗的真相有了越来越多科学性的了解后，我们不会再"谈癌色变"。每个人身体里都有癌细胞，当人体内部五脏六腑之间平衡的状态被打破时，细胞内外阴阳失和，阳气不能内固，就会导致癌瘤的形成。

得了癌，其实不用害怕，一方面我们应该积极地去治疗、控制它，另一方面，改变身体内的"癌状态"至关重要。"民以食为天"，吃的食物不好或者饮食习惯不良是导致"癌状态"形成的一个重要因素，因此，要想改变"癌状态"，也要从"吃"来入手。

得了癌症该吃什么？哪些家常食材和药食两用食材可以帮助身体对抗癌细胞？在手术、放疗和化疗等治疗期间该如何吃？有哪些可以缓解疼痛、失眠、食欲不振等癌症不适症状的饮食调理方法？在癌症治疗和康复期是否吃对了？本书中会详细介绍这些能改变"癌状态"的吃法，从食材的选择到烹调方法，从食物的有效抗癌成分到药膳的配伍使用，易查易学，希望能帮助更多的癌症病人用饮食来改变身体的"癌状态"，恢复平衡的健康状态。

李　忠

2017年9月

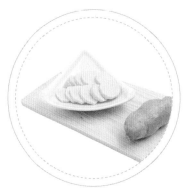

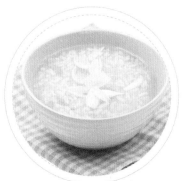

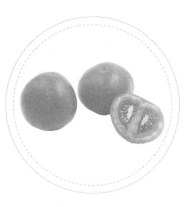

目录
Contents

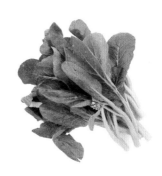

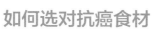 如何选对抗癌食材

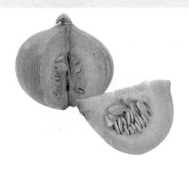

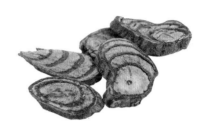

 **PART 2** 如何吃对药食两用的抗癌中药

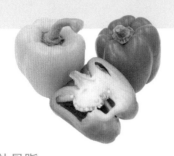

PART 3

癌症治疗期间的饮食调养

PART 4 缓解癌症不适症状的饮食调理

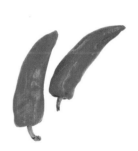

PART 5 吃，对抗癌的重要性

PART **1**

如何选对
抗癌食材

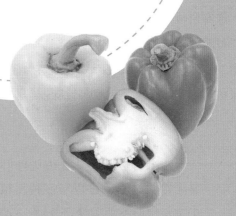

小 米

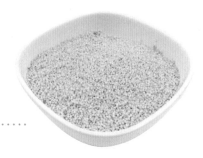

健脾胃、补肾气抑制癌症发展

> 小米又称粟米，味甘咸，性凉，入肾、脾、胃经，具有健脾和胃、
> 补益虚损、和中益肾之功效。

《本草纲目》中说，小米"煮粥食，益丹田，补虚损，开肠胃"。小米最主要的功效就是补脾胃、补肾气。很多癌症的发生都与脾胃不和、肾气不足有关。小米是黄色的，黄色入脾；小米味甘而咸，甘味入脾，咸味入肾。所以，小米特别适宜癌症病人健脾和胃、补益肾气。

患有白血病、乳腺癌的人，血液中的锌含量往往比较低，小米中含有大量的锌，可有效补充癌症病人体内的锌。小米中含有硒元素，具有防止癌细胞转移的作用，有助于癌症病人在康复期预防癌症的复发和转移。小米中的锰元素还能有效保护前列腺、子宫、乳腺等性腺器官，抵御癌细胞的侵袭。

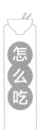

小米可以煮粥、煮饭或者磨成小米面蒸着吃，以煮粥吃最好，易于消化，而且可以与多种粗粮等食材搭配，做成不同风味的粥。小米粥中的米油滋补力甚好，《随息居饮食谱》中提到"米油可代参汤"，可见其大补元气的作用。

一定要选用新鲜的小米，存放过久的小米不仅营养成分大打折扣，而且还可能受到霉菌及其毒素的污染，对人体健康有害。

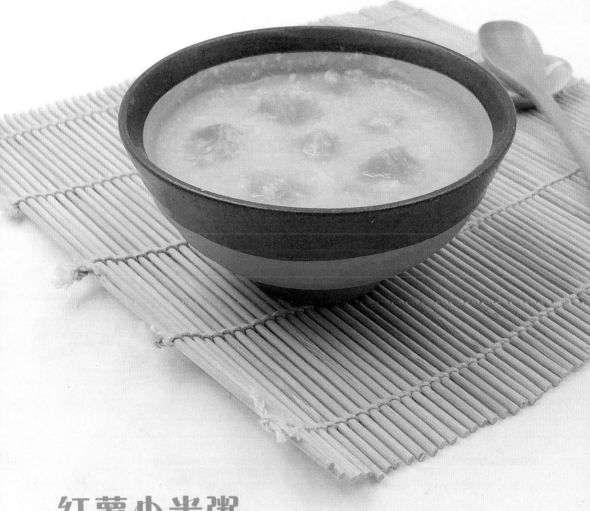

红薯小米粥

🍴 材料·

红薯、小米各50克。

🍲 做法·

❶ 将红薯去皮，洗净，切成小丁备用。

❷ 小米洗净，与红薯丁一同放入锅中，加适量清水煮粥。

❸ 大火烧开后转小火，20～30分钟煮至粥黏稠即可。

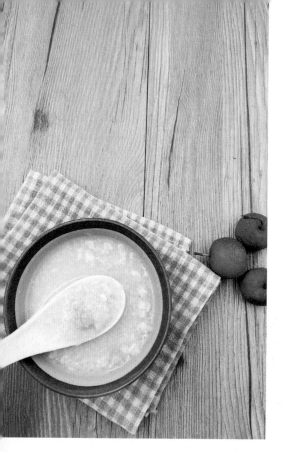

小米鸡蓉羹

材料·

小米50克，鸡胸肉100克，鸡蛋1个，葱末、盐、胡椒粉、水淀粉各适量。

做法·

❶ 将鸡胸肉洗净后切粒，与打散的鸡蛋拌匀，静置10分钟，焯烫2分钟捞出；小米洗净备用。

❷ 锅置火上，倒油烧热，倒入葱末炒香，加入适量水，放入小米，大火烧沸后转小火煮至九成熟，下入鸡肉粒煮熟，加入水淀粉、盐和胡椒粉拌匀即可。

小米红豆粥

材料·

小米、红豆各50克，大米30克。

做法·

❶ 将红豆洗净，用清水浸泡4小时，再蒸1小时，至红豆熟烂；小米和大米分别洗净，大米用水浸泡30分钟。

❷ 锅中倒入适量水，大火烧开，加入小米和大米煮沸，转小火熬煮至粥稠。

❸ 将熟烂的红豆倒入粥中煮沸，搅拌均匀即可。

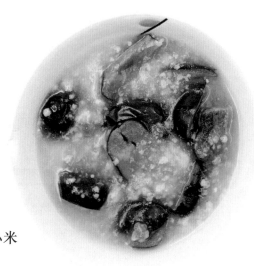

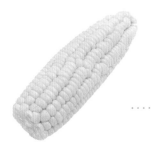

玉 米

赖氨酸遏制癌症发展

玉米味甘，性平，入胃、肾经，具有调中开胃、益肺宁心、清湿热、利肝胆等功效。

玉米中的赖氨酸和镁元素，能抑制癌细胞的形成和生长，并促其排出体外，遏制癌症的发展，而且赖氨酸还能减轻和抑制抗癌药物的副作用。

玉米中含有很强的抗氧化剂——谷胱甘肽和硒元素，使致癌物质失去活性，并促进其排出体外，有效预防癌症的复发和转移发展。

玉米的麸质中含有大量的膳食纤维，能促进肠道蠕动，加速粪便排泄，促使致癌物和其他毒素及时排出体外，减少大肠癌的发生。

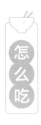

怎么吃

玉米可以直接煮食、榨汁，也可与其他食材炒食，还能磨成粉做面食或熬粥吃。鲜玉米榨汁喝，其抗癌防癌营养素流失少，抗氧化作用较强，可有效对抗癌症。

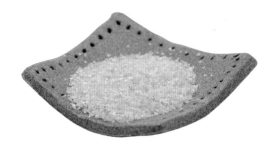

玉米奶茶

材料·

玉米100克，牛奶250毫升，红糖适量。

做法·

❶ 将玉米洗净后剥粒，捣烂成泥糊状，放入锅中，加适量清水，小火煮30分钟。

❷ 过滤取汁，加入牛奶、红糖，再煮至沸腾即可。早晚各一次，温服。

适用于消化道癌症病人及术后放疗、化疗时滋补调养。

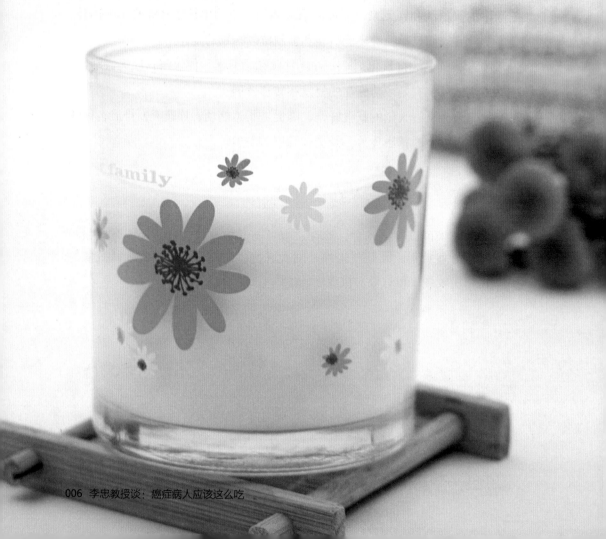

排骨炖玉米

材料·

玉米1个，排骨500克，平菇60克，葱花、姜丝、盐、酱油、红糖各适量。

做 法·

1. 将玉米切成厚块，排骨洗净切块，平菇洗净后撕成小块。排骨和平菇分别放入沸水中焯一下，备用。
2. 锅中放油，烧热，加入红糖，炒至红亮后放入排骨快速翻炒，然后加水炖煮，放入葱花、姜丝。
3. 排骨炖至八分熟，放入玉米、平菇，肉炖熟后加盐、酱油调味即可。

玉米红豆饭

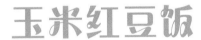

材 料·

红豆、玉米碎、大米各25克。

做 法·

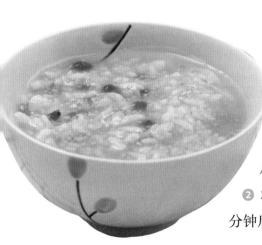

1. 将红豆、玉米碎、大米分别洗净，大米用水浸泡30分钟，玉米碎和红豆各浸泡4小时。
2. 将泡好的玉米碎和红豆倒入锅中煮开，约15分钟后加入大米煮成饭。

红薯

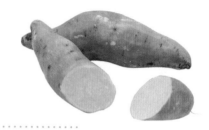

膳食纤维保护肠道，防癌变

> 红薯味甘，性平，入脾、胃、大肠经，具有补虚乏、益气力、健脾胃、强肾阴等功效。

红薯中含有一种活性物质——脱氢表雄酮，这种物质在人体中随年龄增长而减少，它与肾上腺素和类固醇的化学结构相似，研究发现该活性物质具有预防乳腺癌和结肠癌的功效。

红薯中富含膳食纤维，有利于肠道中有益菌的生长，抑制有害菌生长，减少肠道中致癌物的产生。膳食纤维还能刺激肠道蠕动，增加粪便体积，缩短大便在肠道中的停留时间，减少致癌物与肠黏膜长时间接触而发生的癌变，有助于预防结肠癌和直肠癌。

红薯中的胡萝卜素含量在块根类食物中名列前茅，胡萝卜素可在人体内转化为维生素A，有效阻止癌细胞增殖，促进癌细胞凋亡。

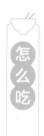

红薯的食用方法很多，可以整个蒸煮、烤制，也可以煮粥、蒸饭、磨成粉吃。如果整个食用，红薯最好用蒸或烤的方式烹调，避免水煮，防止营养素流失在水中。如果煮粥或蒸饭食用，一定要把红薯皮削掉，红薯皮中含碱较多，食用过多会引起肠胃不适，影响肠道毒素排出。

患有消化道溃疡、胃酸过多、容易胀气的人应少食红薯。

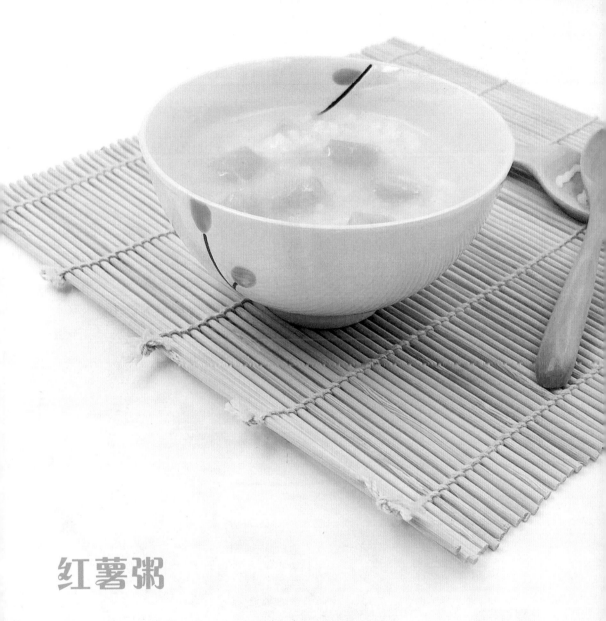

红薯粥

🌿材料·

红薯150克，
大米70克。

🍚做法·

❶将红薯洗净，去皮，切成小块。大米洗净后浸
泡30分钟。

❷将泡好的大米和红薯块放入锅中，加适量清水，
大火煮沸后，转小火熬煮，至粥呈黏稠状即可，
可根据个人口味调入红糖。

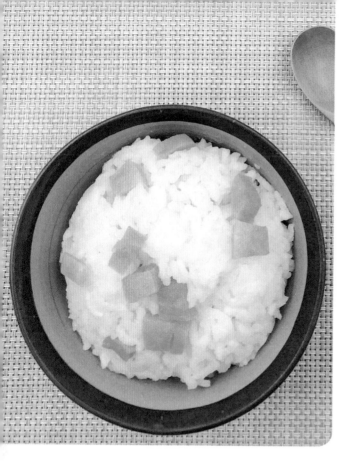

红薯饭

🍳材料·

红薯100克，糙米150克。

🍲做法·

❶ 糙米洗净，浸泡2小时，沥干备用。红薯洗净后，去皮，切成小块。

❷ 将泡好的糙米和红薯块放入锅中，加适量清水，蒸至饭熟即可。

蒸红薯片

🍳材料·

红薯200克，淡盐水适量。

🍲做法·

❶ 将红薯去皮洗净，切成薄片，用淡盐水浸泡30分钟。

❷ 将红薯片取出，用清水冲洗，放入盘中，上锅蒸熟即可。

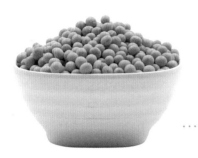

黄豆

抗氧化能力强，抑制癌细胞增殖

> 黄豆味甘，性平，入脾、大肠经，具有健脾利水、宽中导滞、解毒消肿等功效。

黄豆营养丰富且全面，故有"豆中之王"的美誉。而且，其所含完全蛋白质可与肉、蛋等所含的动物蛋白质相媲美，故也有"植物肉"的美称。

黄豆中的异黄酮具有抗氧化作用，能诱导细胞程序性死亡，抑制酪氨酸激酶活性，进而达到抑制癌细胞增殖及生长的作用。黄豆及豆制品可有效减少女性乳腺癌、子宫癌、男性前列腺癌的发生风险。

黄豆含有植物固醇，其在人体的肠道中吸收胆固醇分解的胆汁酸，促进胆固醇分解，不仅可抑制结肠癌，而且对预防心脏病有好处。

而且，黄豆中的皂苷也是一种抗氧化物质，能消除自由基，还能与胆酸或胆固醇结合，保护肠道内膜不受刺激，改变大肠癌细胞的通透性，抑制癌细胞的发展。

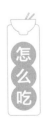

怎么吃

黄豆可以凉拌、热炒、煲汤、煮粥食用，另外，多吃些豆浆、豆腐等豆制品也对抗癌有积极的作用。

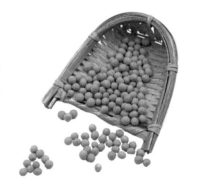

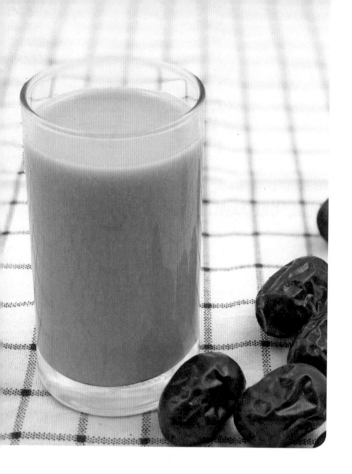

红枣豆浆

材料·

黄豆50克，红枣5个。

做法·

❶ 先将黄豆用清水浸泡8～12小时，泡至发软后捞出洗净。红枣洗净，去核，切碎。

❷ 将泡好的黄豆和红枣块一同放入豆浆机中，加水至上下水位线之间，启动豆浆机。

❸ 待豆浆制作完成后，过滤，依个人口味添加白糖或蜂蜜调味后即可。

肉末大豆

材料·

黄豆150克，瘦猪肉100克，葱、姜、蒜、生抽、香油、盐、生粉、豆瓣酱各适量。

做法·

❶ 将黄豆洗净，用水浸泡12小时，煮熟待用。

❷ 葱、姜、蒜切成末；瘦肉剁成末，加入适量生抽、香油、生粉，拌匀；豆瓣酱剁细。

❸ 锅置火上，倒油烧热，放入葱、姜、蒜末煸香，加入豆瓣酱、肉末煸炒，最后放入煮熟的黄豆炒匀，加入盐、生抽调味即可。

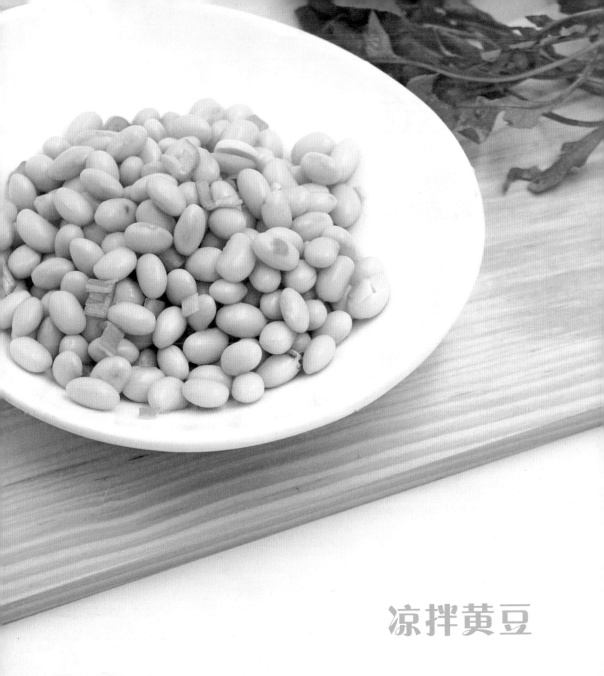

凉拌黄豆

材料·

黄豆200克，葱花、盐、酱油各适量。

做法·

1. 将黄豆用清水浸泡10~12小时，洗净备用。葱洗净，切成葱花。

2. 锅置火上，放入黄豆，加适量清水，大火烧开后转小火煮30分钟，放凉后倒入盘中。加入葱花、酱油、盐，一起拌匀即可。

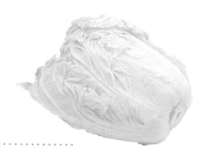

白 菜

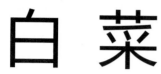

营养丰富，提升免疫力

> 白菜味甘，性平，入胃、大肠经，具有通利肠胃、消食养胃、清热
> 除烦等功效。

白菜中含有大量不溶性膳食纤维——木质素，可促进肠道蠕动，帮助消化，避免大便干燥，保持大便通畅，保护大肠免受癌细胞的侵袭。

白菜中的维生素C含量丰富，维生素C是一种重要的抗氧化剂，可提高人体免疫力，强化血管与黏膜，保护细胞免受氧化破坏。

另外，白菜中丰富的锌元素能防止细胞氧化，帮助皮肤细胞再生，强化免疫力，有效防止癌细胞的发展和转移。

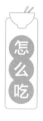
怎么吃

白菜含水量多，易腐烂，保存时应特别注意。在腐烂或放置时间过长的情况下，白菜中会产生较多的亚硝酸盐，亚硝酸盐还能与胺反应形成亚硝胺，这两种物质都是对人体健康有害的。因此，腐烂的白菜绝对不能再食用。

胡萝卜拌白菜心

❀材料·

白菜心500克，胡萝卜100克，芝麻酱、白糖、香油、醋各适量。

🍲做法·

❶ 将白菜心和胡萝卜洗净，分别切成细丝，放入盘中。

❷ 将芝麻酱用香油调开，浇在白菜丝和胡萝卜丝伤，撒上白糖，吃时加醋拌匀即可。

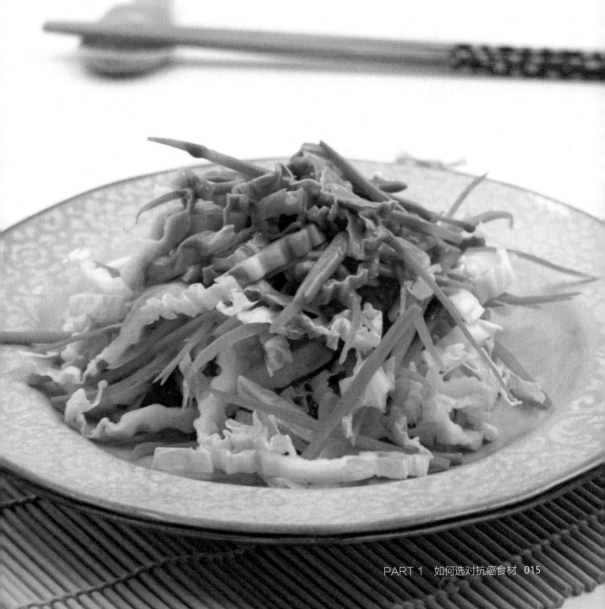

冬菇烧白菜

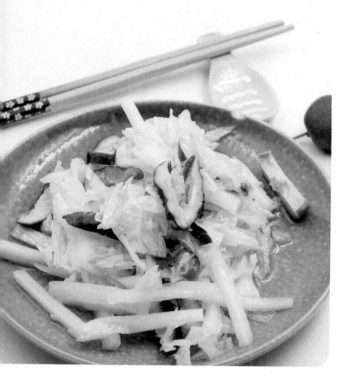

材料·

白菜200克，冬菇10克，葱花、植物油、盐、味精各适量。

做法·

1. 冬菇用温水泡发，去蒂，切块。
2. 白菜洗净后切成3厘米长的段。
3. 锅置火上，倒入植物油烧热，加葱花炒香，放入白菜烧至半熟，将冬菇放入锅中，加水适量，盖上锅盖，待白菜、冬菇烧熟后调入盐、味精即可。

白菜蒜汤

材料·

白菜100克，紫皮大蒜半头，盐、香油各适量。

做法·

1. 将白菜洗净，切丝；紫皮大蒜掰瓣，去皮。
2. 将白菜丝和蒜瓣放入锅中，加适量水，大火煮15分钟，加适量盐调味，出锅淋上香油即可。

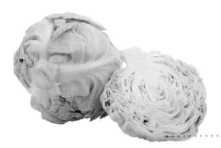

卷心菜

异硫氰酸盐和吲哚类化合物是癌细胞的天然抑制剂

> 卷心菜味甘，性平，入脾、胃经，具有健脾养胃、缓急止痛、清热利水等功效。

卷心菜中含有异硫氰酸盐、甾醇、吲哚等抗癌成分，其中异硫氰酸盐和吲哚类化合物是癌细胞的天然抑制剂，可以保护细胞抵抗癌细胞的侵袭。

卷心菜含有较丰富的维生素 K 和维生素 U，有助于止血，并可增强黏膜的再生能力，提高胃溃疡的自然愈合能力，有效保护胃黏膜。

卷心菜中的萝卜硫素可刺激细胞产生对抗外来致癌物的物质，避免癌症的发生，同样，可以有效抑制癌细胞的生长和发展。

另外，卷心菜中 β-胡萝卜素、维生素 C、黄体素、硒等抗氧化物质，可有效阻止人体内亚硝胺致癌物的合成，阻止亚硝胺使食管上皮增生，防止正常细胞发生恶变，并可在一定程度上使异常细胞逆转变为正常细胞。

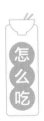

癌症病人在治疗和康复过程中多食用甘蓝及甘蓝类蔬菜，可发挥其强有力的辅助治疗作用。正常人群也应在食谱中增加甘蓝及甘蓝类蔬菜的摄入量，可有效预防癌症的发生。

卷心菜沙拉

材料·

卷心菜30克，胡萝卜20克，醋、橄榄油、葡萄干、盐、白糖各适量。

做法·

1. 将卷心菜、胡萝卜洗净，分别切成细丝，用开水焯一下，撒上适量盐后轻搓揉拌匀，用凉开水冲洗，沥干备用。

2. 卷心菜丝、胡萝卜丝和葡萄干放入盘中，将醋、橄榄油、盐、白糖调成酱汁，淋在盘中备好的食材上，拌匀即可。

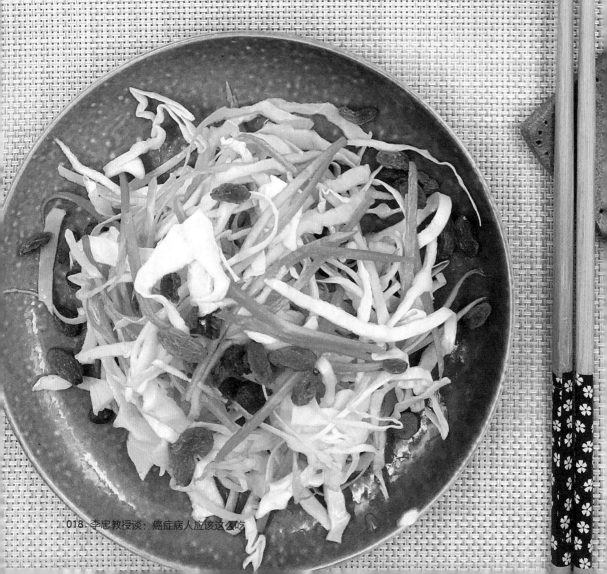

手撕卷心菜

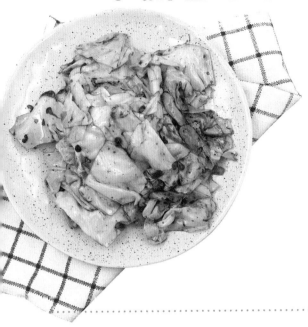

材料

卷心菜250克，盐、花椒、醋、酱油、水淀粉各适量。

做法

❶ 将卷心菜洗净，手撕成片，入锅焯熟，晾凉。

❷ 把盐、醋、酱油制成调味汁。

❸ 锅中放油烧热，加入花椒炒香，下入卷心菜翻炒片刻，倒入调味汁，水淀粉勾芡即可。

豆干卷心菜

材料

卷心菜200克，豆干50克，葱、蒜、盐、酱油各适量。

做法

❶ 将卷心菜洗净，用手撕成片；豆干切成条状。

❷ 锅置火上，倒油烧热，放入葱末、蒜末爆香，倒入豆干翻炒。再放入卷心菜，大火炒匀，调入适量盐、酱油即可。

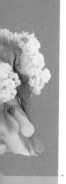

菜花

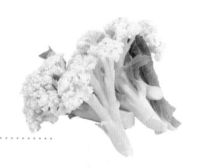

萝卜硫素诱发癌细胞凋亡

> 菜花味甘，性平，入脾、肾、胃经，具有补脾和胃、补肾填精、健脑壮骨等功效。

菜花含有大量水溶性抗氧化剂——维生素C，能阻断体内亚硝胺的合成，保护正常细胞，预防癌变。还能阻断外来致癌物在肝内活化，提高机体免疫力。

菜花中的萝卜硫素，能有效清除体内的自由基，诱导体内产生谷胱甘肽，对抗致癌物。萝卜硫素能直接作用于肿瘤细胞，诱发癌细胞凋亡。而且，萝卜硫素还具有抗菌作用，尤其是对导致胃溃疡的幽门螺杆菌，可有效保护胃黏膜，预防癌变的发生。

菜花是十字花科蔬菜的代表，甘蓝、西兰花等其他十字花科蔬菜也同样具有抗癌、增强机体免疫力的功效。大量研究显示，规律性进食十字花科蔬菜的人群罹患癌症（如膀胱癌、肺癌、前列腺癌、胃癌、乳腺癌等）的风险较低。而且，十字花科蔬菜还能有效预防一些癌症的复发。

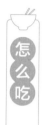

怎么吃

菜花、西兰花等十字花科蔬菜中的抗癌成分易溶于水、对热特别敏感，所以，在烹调时需注意，轻炒、浅煮的方式可最大限度地保留十字花科蔬菜中的抗癌成分。另外，为了充分释放这些储存在细胞中的抗癌成分，在将蔬菜咽下去之前一定要充分咀嚼。

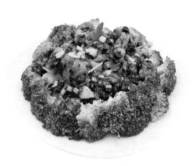

西红柿炒菜花

🌱材料·

菜花150克，西红柿50克，盐、味精各适量。

🍲做法·

① 菜花去柄，掰成小朵，洗净，放入沸水中烫一下，立即捞出，过凉水，捞出沥干。

② 西红柿洗净后切块备用。

③ 锅置火上，倒油烧热，放入菜花快速翻炒，再放入西红柿，翻炒片刻，加盐、味精调味即可。

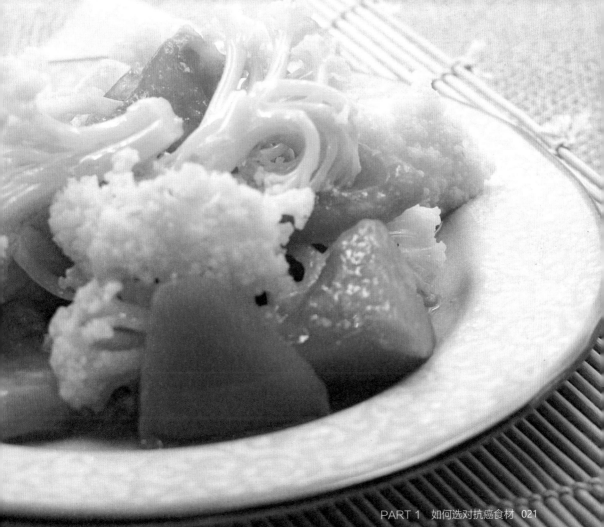

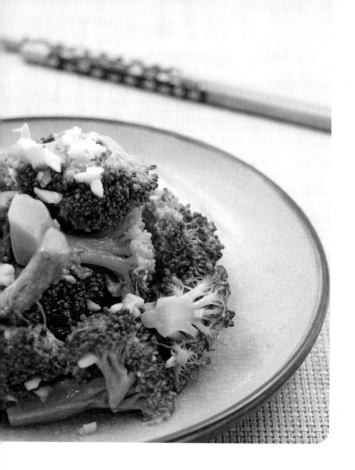

蒜蓉西兰花

材料

西兰花400克，蒜3瓣，盐适量。

做法

① 将西兰花放入清水中浸泡5分钟，洗净，掰成小朵。蒜去皮，洗净，切成末。

② 锅中加水烧开，放1克盐，倒入西兰花略焯后捞出，过凉水，捞出沥干。

③ 锅置火上，倒油烧热，下蒜末炒出香味，倒入焯好的西兰花，翻炒1分钟，加盐调味即可出锅。

香菇西兰花

材料

西兰花250克，香菇40克，盐、味精、胡椒粉、水淀粉各适量。

做法

① 将西兰花洗净，掰成小块，放入开水中焯透，捞出，过凉水备用。

② 香菇去蒂后洗净，在菇面上切花刀，用开水稍煮，捞出控干水分。

③ 锅置火上，倒油烧热，放入西兰花和香菇翻炒，倒入一杯开水，加入适量盐、味精、胡椒粉调味，用水淀粉勾芡，收浓汤汁即可。

白萝卜

芥子油抗癌效果好

白萝卜味甘、辛，性凉，入肺、脾、胃经，具有下气消食、解毒生津、和中止咳等功效。

白萝卜是十字花科植物莱菔的新鲜根茎，有较好的营养价值和药用价值，素有"十月萝卜小人参"的说法。

白萝卜中的芥子油，能与多种酶作用，形成具有辛辣味的抗癌成分。所以，白萝卜越辣，这种抗癌成分越多，抗癌效果越好。

研究显示，白萝卜汁中含有某些可以分解亚硝胺的酶，使亚硝胺变成非致癌物，保护细胞，预防癌变。

白萝卜中所含的木质素可使人体内巨噬细胞的活力提高2～3倍，提高巨噬细胞吞噬细菌、异物、坏死细胞和癌变细胞的能力，增强机体的免疫力，有效预防癌症的发展和癌细胞转移。

另外，白萝卜中含有大量维生素C，可有效阻断外来致癌物在体内的活化，抑制癌细胞生长。

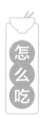

要想最大限度地发挥白萝卜的抗癌功效，最好选择生吃。生吃前一定要把白萝卜洗净，最好削皮食用。而且，吃白萝卜时必须细嚼慢咽，使其中的抗癌成分全部释放出来，吃白萝卜半小时内最好不要吃其他食物，防止抗癌成分被其他食物干扰或稀释。

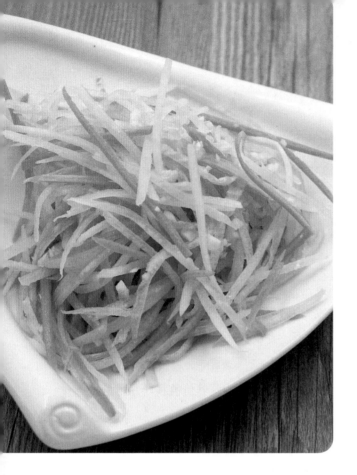

拌三丝

❀材料·

胡萝卜、青萝卜、白萝卜各100克，蒜末、盐、醋、白糖各适量。

🍲做法·

❶ 将胡萝卜、青萝卜、白萝卜分别洗净，切成丝，分别用清水浸泡1分钟。

❷ 将泡好的萝卜丝都放入盘中，撒入蒜末，用盐、醋、白糖调成酱汁，均匀地淋在萝卜丝上，拌匀即可。

白萝卜平菇汤

❀材料·

白萝卜250克，平菇50克，葱、香油、盐各适量。

🍲做法·

❶ 将白萝卜洗净，切块；平菇洗净，撕成条；葱切段。

❷ 将白萝卜块和平菇条放入锅中，加适量水，大火煮沸后转小火，煲30分钟，加入葱段和盐，出锅淋入香油即可。

海带白萝卜汤

🍴材料·

海带30克，白萝卜250
克，盐、味精、蒜末、
香油各适量。

🍲做法·

1. 将海带用冷水浸泡12小时，洗净后切成菱形块
   备用。
2. 将白萝卜放入冷水中浸泡片刻，洗净，削皮后
   切成块状。
3. 砂锅中放入海带块和白萝卜块，加足量水，大
   火煮沸后转小火，煮至萝卜熟烂，加盐、味精、
   蒜末，拌匀，淋入香油即成。

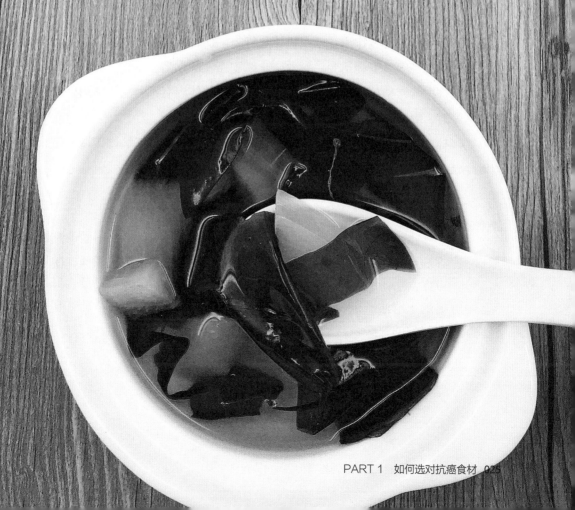

西红柿

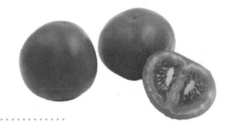

强抗氧化剂番茄红素激活体内免疫系统

西红柿味甘、酸，性凉、微寒，入肝、肺、胃经，具有清热解毒、凉血平肝、生津止渴、健胃消食、补血养血等功效。

西红柿中的番茄红素，具有独特的抗氧化作用，可清除体内的自由基，预防细胞癌变。番茄红素还可调节细胞生长，促进具有抗癌作用的物质分泌，激活淋巴细胞对癌细胞的吞噬作用，增强机体免疫力。而且，番茄红素能阻断细胞被亚硝酸盐、芳香烃等致癌物诱变，有效防止细胞癌变的发生。

西红柿中含有防癌抗衰老的谷胱甘肽，可清除体内有毒物质，体内谷胱甘肽浓度上升时，癌症发生率明显下降。

西红柿中丰富的维生素 C 和 β-胡萝卜素，具有明显的抗氧化作用，防止细胞发生氧化，抑制癌变。

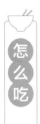

西红柿可生吃、榨汁喝，也可以炒菜、做汤食用，不同的烹调方法可帮助我们从中吸收到不同的有效抗癌成分。将西红柿洗净后带皮生吃，可获得其中丰富的维生素 C，而且西红柿皮中的膳食纤维有助于清洁肠道，加速致癌物排出体外。而西红柿中的番茄红素是脂溶性的，必须与脂肪混合才能被肠道充分吸收，因此，进食用植物油炒过的西红柿可摄入更多的番茄红素。

西红柿炒山药

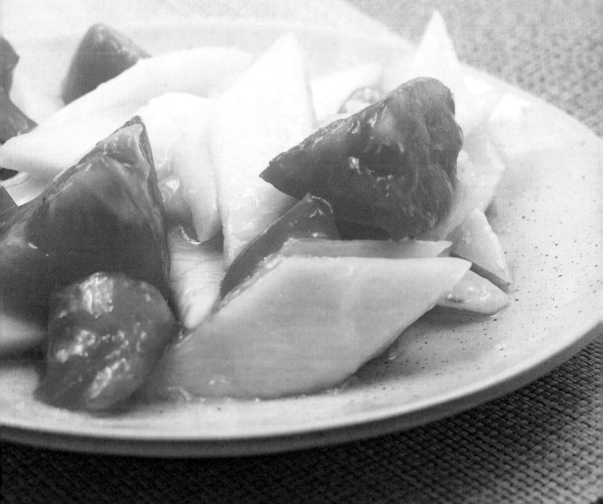

材料·

山药200克，西红柿2个，葱花、盐各适量。

做法·

① 将山药洗净后去皮、切片，西红柿洗净后切块。

② 锅置火上，倒油烧热，放入葱花爆香，将切好的西红柿倒入锅中，煸炒至浆状，加入切好的山药片，翻炒片刻。

③ 加入适量清水，盖上锅盖焖煮片刻，开锅后加入盐调味，炒匀后即可。

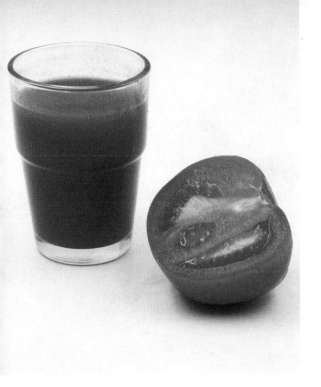

西红柿汁

🌱 材料·

西红柿200克，蜂蜜适量。

🍲 做法·

❶ 将西红柿洗净，去蒂，切块。

❷ 将切好的西红柿倒入榨汁机中，加入适量饮用水，搅打均匀后倒入杯中，加适量蜂蜜调味即可。

西红柿洋葱汤

🌱 材料·

西红柿、洋葱各50克，鸡蛋1个，盐、白糖、西红柿高汤各适量。

🍲 做法·

❶ 将西红柿洗净，焯烫后去皮，切块，备用。

❷ 洋葱洗净后切碎备用。鸡蛋打散，搅拌均匀。

❸ 锅置火上，倒入西红柿高汤，大火煮沸，加入切好的西红柿和洋葱，转小火煮2分钟。

❹ 待汤煮沸后，加入鸡蛋液，搅拌均匀，加盐、白糖调味即可。

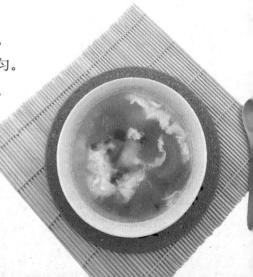

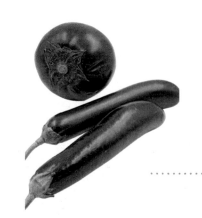

茄子

龙葵碱抑制消化系统癌细胞增殖

> 茄子味甘，性凉，入胃、脾、大肠经，具有清热解毒、消肿止痛等功效。

茄子中所含的龙葵碱是有效抗癌物质，能抑制消化系统癌细胞的增殖，尤其对胃癌、直肠癌有较好的疗效。紫茄子中龙葵碱含量较其他品种茄子高，所以抗癌以紫茄子较佳。现代药理研究发现，含有龙葵碱的复方煎剂对癌细胞的增殖有明显抑制作用。

茄子中富含一种强氧化剂——花青素，能够提高机体免疫力，抑制癌细胞的生长和增殖，可起到预防癌症的作用。

茄子中的维生素P，能增强血管弹性，预防血管硬化和破裂，改善微细血管脆性，防止小血管出血，有降低血压、预防癌症的功效。

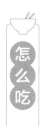

怎么吃

茄子的做法很多，蒸、炒、炖皆可。其中，蒸制的方式能较完整地保留茄子中的营养素，再搭配上有杀菌抗癌作用的大蒜，做成蒜蓉茄子，是既健康又能抗癌的好选择。茄子在炒制过程中对油的吸收率比较高，这样能有效增加对植物油中维生素E的摄取，维生素E与茄子中的抗癌成分协同作用可增强其抗癌效果。

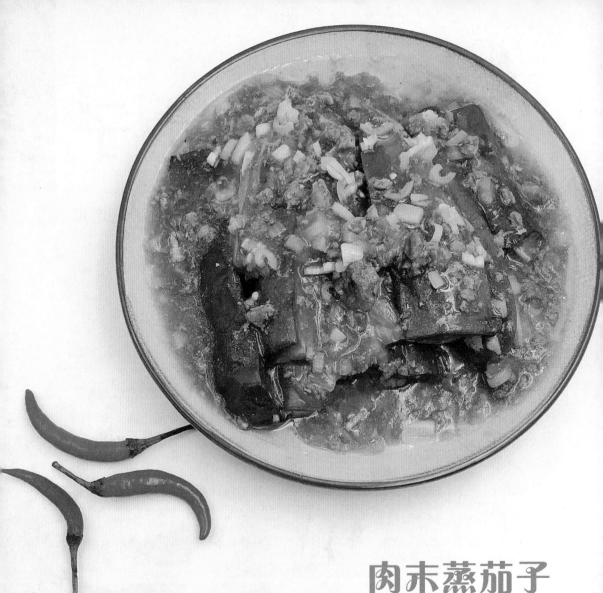

肉末蒸茄子

🍳 材料·

茄子250克，猪肉80克，洋葱20克，料酒、盐各适量。

🍲 做法·

❶ 将猪肉剁成肉末，加入切细的洋葱碎，再拌入料酒、盐、油，搅拌均匀后腌制10~20分钟。

❷ 将茄子洗净后放入蒸锅蒸软，取出，撕成细条状，铺在蒸碗里，铺满一层后再铺一层肉馅，再铺一层茄子，最上面一层铺上肉馅。

❸ 蒸锅加入足量清水，大火烧开，放入蒸碗，蒸10分钟即可。

蒜泥茄子

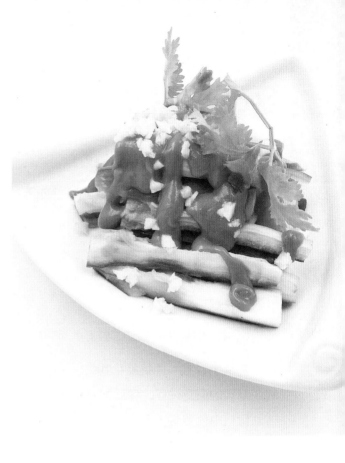

❁材料·

茄子400克，大蒜15克，香菜、芝麻酱、盐、味精、米醋、麻油各适量。

做法·

❶ 将茄子洗净后去柄，切条，放入蒸锅中蒸熟，取出晾凉。

❷ 大蒜去皮，洗净，拍碎捣成蒜泥放入碗中，加入芝麻酱、盐、麻油、米醋、味精制成调味汁，均匀地浇在蒸好的茄子上，撒上香菜即可。

西红柿炒茄子

❁材料·

茄子300克，西红柿200克，尖椒2个，蒜、盐、醋各适量。

做法·

❶ 将茄子洗净，切成细条，泡在淡盐水中，下锅前滤水；西红柿洗净，切块；尖椒洗净，切小段；蒜切末。

❷ 锅置火上，倒油烧热，下入蒜末炒香，放入茄条翻炒，加入西红柿继续翻炒，沿锅边倒入适量水，盖上锅盖稍焖片刻再炒，快熟时加盐、醋、尖椒，炒匀即可。

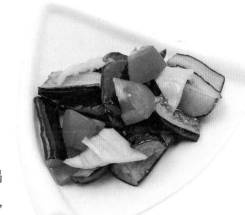

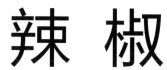

辣 椒

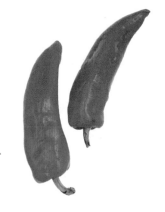

多种抗氧化剂增强免疫力，预防癌症复发

> 辣椒味辛，性热，入心、脾经，具有温中散寒、开胃消食等功效。

辣椒中含有一种抗氧化物质——辣椒素，能中和体内多种有害的含氧物质，终止细胞的癌变过程，降低细胞癌变的发生率，有效预防癌症的发展和转移。

辣椒中的类胡萝卜素，能刺激细胞间传达信息的基因，保护正常细胞免受癌细胞的侵袭，达到预防癌症发展的目的。

辣椒中维生素C含量特别高，每100克辣椒中维生素C的含量达185毫克，是蔬菜中维生素C含量最高的，比柑橘中维生素C还多。维生素C也具有抗氧化功能，能增强机体免疫力，对抗癌起到一定辅助作用。

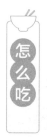

辣椒的辛辣味道能刺激食欲，适当食用辣椒可有效改善癌症病人食欲不振的症状。但癌症病人不宜吃太多、过辣的辣椒，以免刺激到虚弱的肠胃。

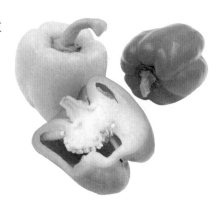

辣椒炒鸡蛋

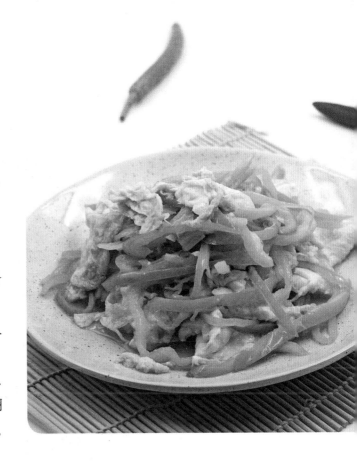

材料·

辣椒400克，鸡蛋2个，姜丝、蒜片、盐各适量。

做法·

1. 将辣椒洗净后切成丝，备用。鸡蛋打成蛋液，备用。
2. 锅置火上，倒油烧热，放入鸡蛋炒熟，盛出备用。
3. 再倒入少许油，下入姜丝、蒜片煸香，放入辣椒迅速翻炒，将炒熟的鸡蛋倒入锅中，翻炒均匀，加盐调味即可。

青椒土豆片

材料·

土豆250克，青椒1个，葱、蒜、盐、生抽各适量。

做法·

1. 将土豆洗净、去皮，切成薄片；青椒洗净，去籽，掰成小块；葱切段，蒜切片。
2. 锅置火上，倒油烧热，下入葱段、蒜片爆香，倒入土豆片翻炒，加入适量生抽和开水，盖上锅盖焖煮一会。
3. 将青椒放入锅内翻炒片刻，加盐调味，炒匀即可。

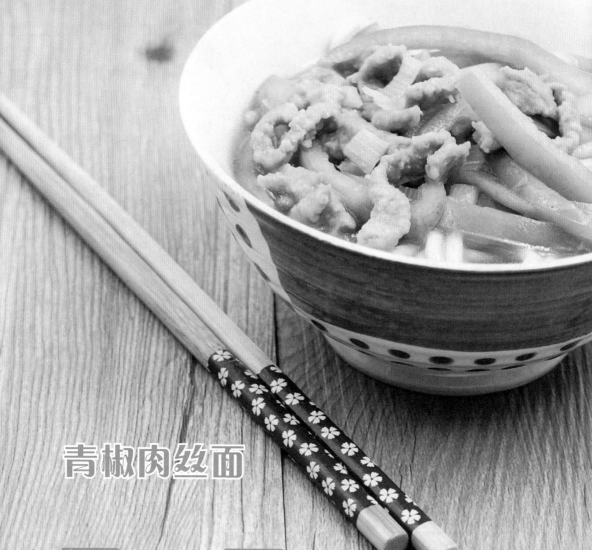

青椒肉丝面

材料·

青椒200克，面条500克，瘦猪肉300克，盐、香油、味精、酱油、淀粉、鸡蛋清各适量。

做法·

1. 将猪肉洗净后切成丝，加入盐、鸡蛋清、淀粉拌匀上浆。青椒洗净后切成丝，备用。

2. 锅置火上，倒油烧热，下入肉丝滑散，盛入盘中，炒至七八成熟时下入青椒丝快速翻炒，加盐、味精、酱油翻炒均匀。

3. 另取一锅，加适量水，水开后下入面条煮熟，捞出盛入碗中。

4. 将炒好的青椒肉丝倒在面上，淋几滴香油。拌匀即可。

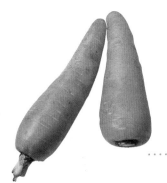

胡萝卜

胡萝卜素增强免疫力，抑制癌细胞生长

胡萝卜味甘，性平，入脾、肺经，具有健脾消食、润肠通便、行气化滞等功效。

胡萝卜中含有丰富的胡萝卜素，能调控细胞信号传导、抑制癌细胞增殖、诱导细胞分化及凋亡、抑制致癌物形成。胡萝卜素还能促进T细胞和B细胞增殖，增强巨噬细胞、自然杀伤细胞杀灭癌细胞的能力，减少免疫细胞的氧化损伤，增强机体免疫功能。而且胡萝卜素还能保护正常细胞，在癌症病人进行放化疗时减少正常细胞突变的发生，减轻化疗药物的毒副作用。胡萝卜素在人体内可转化为维生素A，维生素A能保护上皮细胞的健康，防止多种类型上皮肿瘤的发生和发展。

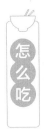

胡萝卜素为脂溶性物质，最好用油炒或与肉一起烹调，有利于胡萝卜素的吸收。将胡萝卜洗净后整根煮熟，能较完整地保留其中的有效成分，而且口味甘甜。胡萝卜不宜过多食用，过量食用会引起高胡萝卜素血症。

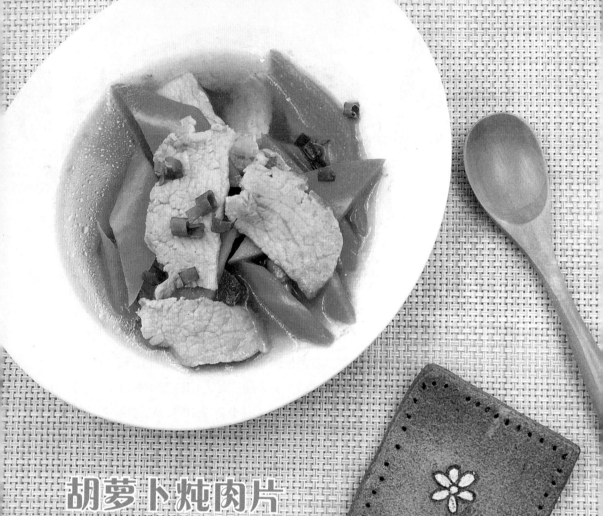

胡萝卜炖肉片

🥬 材料·

胡萝卜250克，瘦猪肉100克，葱花、姜末、盐、料酒、淀粉、酱油、味精各适量。

🍳 做法·

① 将胡萝卜洗净，切成薄片，备用。

② 猪肉洗净后切成薄片，放入碗中，加盐、料酒、葱花、姜末、湿淀粉拌匀，待用。

③ 锅置火上，倒油烧热，放入胡萝卜片，炒至八成熟盛入碗中。

④ 锅中再加入适量油，烧热后倒入肉片，翻炒片刻，加入胡萝卜片，翻炒3分钟，加入少许清汤，盖上锅盖焖7~8分钟，加入酱油、味精、盐调味拌匀即可。

胡萝卜汁

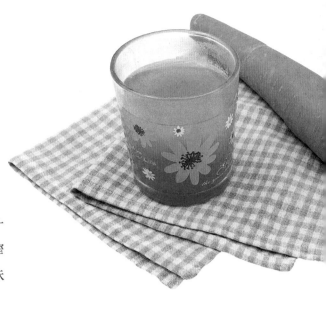

材料·

胡萝卜100克，蜂蜜适量。

做法·

将胡萝洗净，切成小段，倒入榨汁机中，加适量水，启动榨汁机，榨汁完成后倒入杯中，根据个人口味加入蜂蜜拌匀即可。

清炒胡萝卜丝

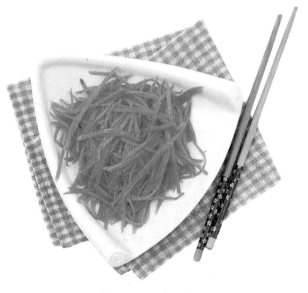

材料·

胡萝卜300克，蒜、葱、盐、醋各适量。

做法·

1 将胡萝卜洗净，切成细丝；葱、蒜切末。
2 锅置火上，倒油烧热，放入葱末、蒜末爆香，倒入胡萝卜丝煸炒，胡萝卜炒熟后放入适量盐和醋调味即可。

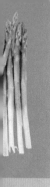

芦 笋

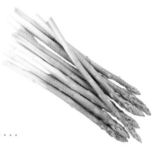

硒元素阻止癌细胞生长，抑制致癌物生成

> 芦笋味甘、苦，性凉，入肺经，具有清热解毒、生津利水、止咳散结等功效。

芦笋素有"蔬菜之王"的美誉，《神农本草经》中将其列为"上品之上"。芦笋中含有一种丰富的抗癌元素——硒，硒能阻止癌细胞的分裂和生长，抑制致癌物和自由基的形成，还能刺激机体免疫功能，提高对癌细胞的抵抗能力。

芦笋富含多种氨基酸、蛋白质和维生素，其中的天门冬酰胺是一种"使细胞生长正常化"的物质，可抑制癌细胞生长。

芦笋还含有丰富的叶酸，能强化芦笋的抗癌作用，有效控制癌细胞的生长。另外，芦笋中的一种黄酮类化合物——维生素P，能阻断致癌物的合成，抑制癌细胞增殖，诱导癌细胞的凋亡。

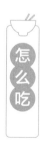

芦笋适合鲜食，可凉拌、炒、煮、炖，脆嫩清香，不宜放置过久。癌症治疗期间，每天食用芦笋，对治疗和恢复有很好的辅助作用。

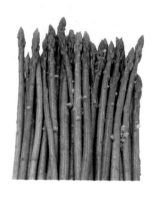

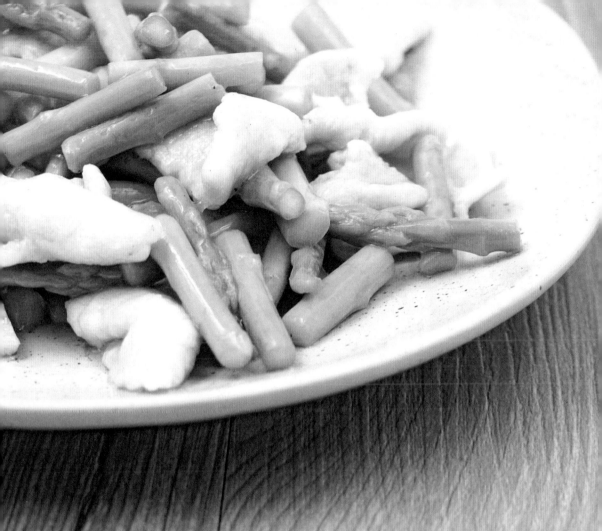

芦笋炒肉片

材料·

芦笋100克，瘦猪肉100克，盐适量。

做法·

1. 将芦笋洗净，去老皮，切成片。
2. 瘦猪肉洗净后切片，备用。
3. 锅置火上，倒油烧热，下入肉片煸炒，再放入芦笋片，翻炒均匀，出锅前加盐调味即可。

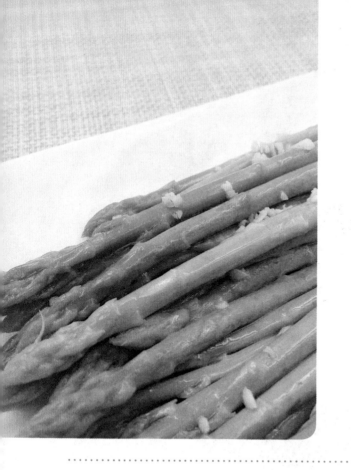

炝炒芦笋

材料·

芦笋300克，蒜末、料酒、盐、花椒各适量。

做法·

1. 将芦笋洗净，去老皮，切成斜段，在开水中焯一下。
2. 锅置火上，倒油烧热，下入花椒、蒜末爆香，倒入芦笋段，翻炒至熟，加盐、料酒调味即可。

凉拌芦笋

材料·

芦笋400克，葱丝、盐、白糖、香油、醋、胡椒粉各适量。

做法·

1. 将芦笋洗净后切段，放入沸水中焯熟，捞出沥干，装盘。
2. 用白糖、盐、醋、胡椒粉、香油调成拌汁，盘中放入少量葱丝，倒入拌汁即可。

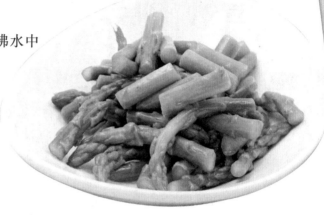

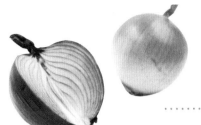

洋葱

有机硫化物和硒元素有效对抗癌细胞

洋葱味辛、甘，性温，入脾、胃经，具有健胃理气、温中通阳、发散风寒等功效。

洋葱中所含的有机硫化物，对大量化学致癌物导致的细胞癌变有抑制作用，阻止癌细胞发展，诱导癌细胞凋亡，增强机体免疫力。

洋葱中丰富的硒元素，可刺激机体免疫反应，抑制癌细胞的增殖和发展。硒具有较强的抗氧化作用，能消除体内各种自由基，防止细胞恶变。而且，硒能合成谷胱甘肽过氧化物酶，抑制致癌物的活性，参与解毒。

洋葱含有一种天然抗癌物质——栎皮黄素，能阻止细胞恶变，抑制癌细胞的活性，抗癌功效显著。

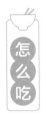

怎么吃

洋葱辛辣的味道能刺激胃肠及消化腺的分泌，提升食欲，促进消化，适合食欲不振的癌症病人食用。生吃能较好地保存洋葱中的有效抗癌成分，但不宜多吃，以免刺激肠胃，引起不适。洋葱可炒着吃，最好采用快炒的方式，避免破坏过多活性物质。

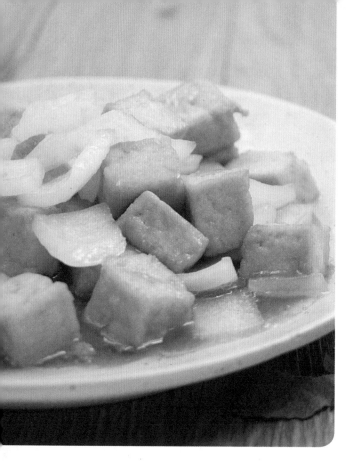

洋葱豆腐

材料·

豆腐400克，洋葱150克，生姜、盐、味精、酱油各适量。

做法·

❶ 洋葱洗净，切成块。豆腐切成小块，备用。

❷ 锅置火上，倒油烧热，将豆腐块下入锅中，炸至金黄色，放入切好的洋葱，翻炒片刻，加入盐、味精、酱油调味即可。

洋葱炒鸡蛋

材料·

洋葱100克，鸡蛋2个，盐、五香粉各适量。

做法·

❶ 将洋葱去皮和蒂，洗净，切成丝；鸡蛋打成蛋液。

❷ 锅置火上，倒油烧热，倒入蛋液翻炒，盛出。

❸ 锅底留油，烧热，放入洋葱丝翻炒，炒熟后倒入炒好的鸡蛋翻炒均匀，加入盐、五香粉调味即可。

洋葱炒牛肉丝

🥬 材料·

洋葱150克，牛肉100克，葱末、姜丝、盐、酱油、料酒、水淀粉各适量。

🍲 做法·

1. 将洋葱和牛肉洗净，分别切成丝，牛肉丝用水淀粉抓芡，备用。

2. 锅置火上，倒油烧热，下入葱末和姜丝煸香，加入牛肉丝、料酒，翻炒至九成熟，倒入洋葱丝翻炒片刻，加盐、酱油调味，炒匀即可。

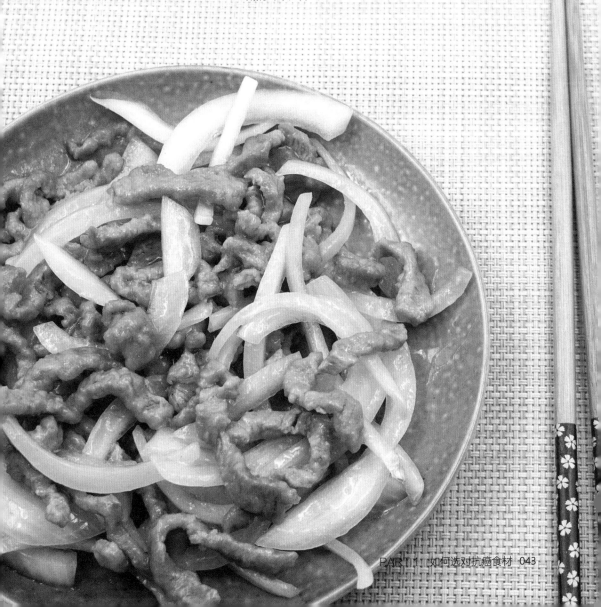

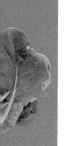

菠菜

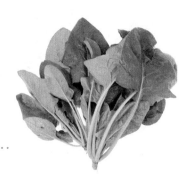

多种维生素强化机体抗癌力

> 菠菜味甘，性凉，入胃、大肠经，具有解热毒、通血脉、利肠胃等功效。

菠菜富含 β–胡萝卜素，具有抗氧化活性，而且在体内转化为维生素A，使黏膜强韧，抑制致癌物的形成，预防癌症的发生。

菠菜中维生素C的含量也很丰富，可提高机体免疫力，增强对抗和消灭癌细胞的能力，通过促进干扰素的合成，消除外来致癌物在体内的合成。

菠菜中的叶绿素，能分解人体内的致癌物，预防直肠癌等多种消化系统癌症。

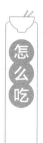

怎么吃

菠菜中的草酸会影响人体对钙的吸收，烹调前应先焯烫一下，有效减少菠菜中草酸含量。烹调菠菜时，为了避免与空气接触过多和加热时间过长，造成维生素C的大量损失，可以盖上锅盖。

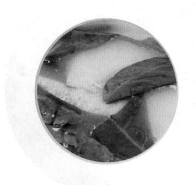

蒜蓉菠菜

❀材料·

菠菜300克，大蒜20克，盐、味精各适量。

🍲做法·

❶ 将菠菜择洗干净，放入沸水中焯烫，捞出，沥
干，切成段。

❷ 大蒜去皮，洗净，剁成末备用。

❸ 锅置火上，倒油热锅，下入蒜末爆香，
放入菠菜翻炒片刻，加盐、味精调
味即可。

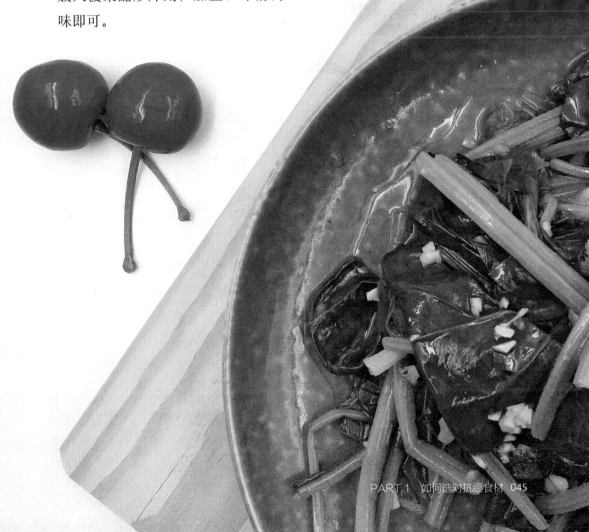

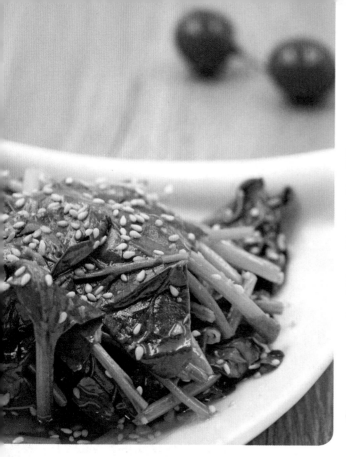

芝麻拌菠菜

材料·

菠菜500克，熟芝麻20克，蒜末、盐、酱油、醋、味精、香油各适量。

做法·

❶ 将菠菜择洗干净，放入沸水中焯烫后捞出，过凉水，捞出沥干水分，切成5厘米长的段，摆入盘中。

❷ 将盐、味精、醋、酱油、香油、蒜末调成酱汁，均匀地淋在菠菜上，撒上熟芝麻即成。

猪肝菠菜汤

材料·

猪肝50克，菠菜50克，葱、姜、盐、料酒各适量。

做法·

❶ 将猪肝洗净，切成小片，放入碗内，加适量料酒、盐和水腌制片刻。

❷ 菠菜洗净，切成小段，在开水中焯一下，捞出，沥干水分。

❸ 锅置火上，倒油烧热，放入葱末、姜末爆香，加适量盐、水，烧沸后下入猪肝片，再次煮沸后撇去浮沫，放入菠菜，搅匀，煮沸后出锅即可。

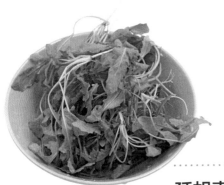

荠 菜

延胡索酸、二硫酚硫酮提升细胞抗癌能力

> 荠菜味甘，性凉，入肝、脾、肺经，具有和脾、清热、利水、消肿、平肝、止血等功效。

荠菜中的延胡索酸是抗癌的主要活性物质，可增强机体免疫力，提升细胞的抗癌能力。

荠菜中所含的二硫酚硫酮具有抗癌作用。荠菜中维生素C含量也较丰富，可提高细胞的抗氧化能力，预防细胞癌变。

荠菜中所含的吲哚类化合物、芳香异硫氰酸可抑制癌细胞产生，有抗癌功效。

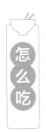

怎么吃

荠菜具有独特的香味，不但可做炒菜、汤羹，还能做馅料，制成包子、饺子、春卷等食用。

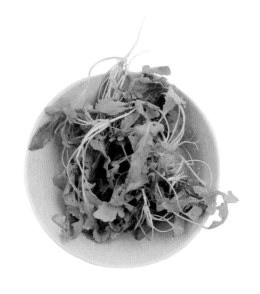

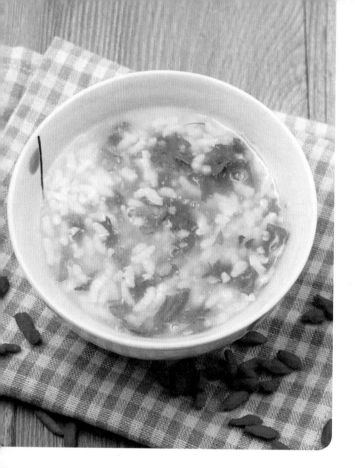

荠菜粥

材料

荠菜150克，大米100克。

做法

1. 将荠菜择洗干净，切好备用。
2. 大米淘洗干净后放入锅内，加入适量水，锅置火上，大火煮沸后转为小火，煮至粥黏稠时加入切好的荠菜，搅拌均匀，再煮5分钟即可。

荠菜鸡蛋饼

材料

荠菜300克，鸡蛋3个，葱、盐各适量。

做法

1. 将荠菜洗净，去根，开水锅里滴几滴油，加少许盐，放入荠菜焯烫，捞出挤干水分，切碎。
2. 在荠菜中打入鸡蛋，加入葱末和适量盐，搅拌均匀。
3. 平底锅置火上，倒油烧热，倒入荠菜鸡蛋液，一面煎熟后翻面煎，煎至两面金黄色即可。

荠菜豆腐羹

材料·

豆腐500克，荠菜150克，面筋5个，胡萝卜、水发香菇、鲜笋各30克，高汤、姜末、盐、味精、香油、水淀粉各适量。

做法·

1. 豆腐切成丁；香菇去蒂，洗净后切成丁；荠菜择洗干净后切成细末；鲜笋切成丁；面筋切成小丁。
2. 锅置火上，倒油烧热，放入高汤、豆腐、香菇、荠菜、鲜笋、面筋，再加入盐、姜末，烧沸后用水淀粉勾芡，出锅前淋上香油即可。

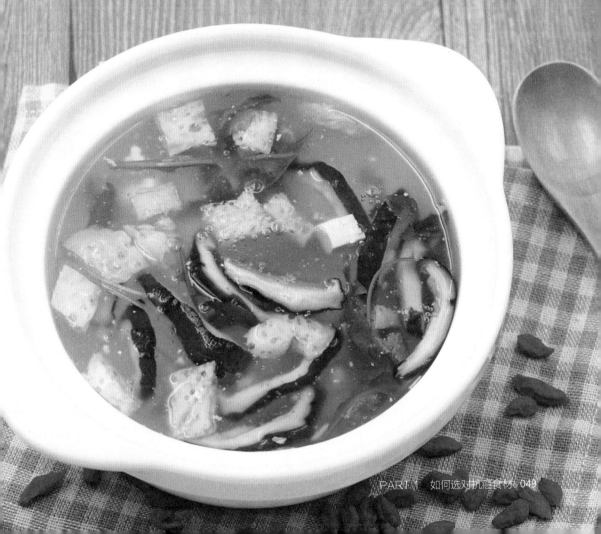

南 瓜

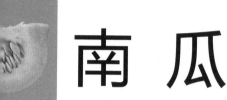
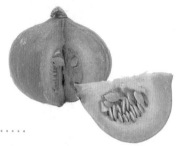

维生素C、胡萝卜素防止致癌物形成，增强免疫力

> 南瓜味甘，性温，入脾、胃经，具有补中益气、清热解毒等功效。

南瓜中所含的维生素C，可防止亚硝酸盐在消化道中转变为致癌的亚硝胺，从而预防食管癌和胃癌。维生素C较强的抗氧化作用能抑制脂肪过氧化，减少自由基对细胞膜的损伤，预防细胞癌变。

南瓜中的胡萝卜素，通过促进淋巴细胞增殖，刺激特异效应细胞，进而增强杀死癌细胞的能力，减少免疫细胞的损伤，增强机体的免疫功能。

南瓜中含有甘露醇类物质，具有较好的通便作用，可减少粪便中毒素对人体的危害，降低结肠癌发生的概率。

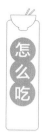

怎么吃

南瓜全身都是宝，瓜肉可以清炒、煮或炖，还可以添加到面粉中制成面点小吃，南瓜子也是大家都喜爱的健康零食。南瓜皮中含有丰富的胡萝卜素和维生素，去皮时不要削得太厚。另外，南瓜瓤中的胡萝卜素含量是南瓜果肉的5倍，所以烹调时最好不要把南瓜瓤全部丢弃。

南瓜汁

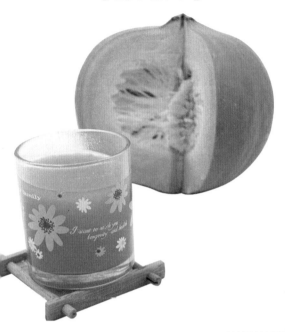

材料·

南瓜100克，蜂蜜适量。

做法·

❶ 将南瓜洗净，去皮、瓤，切成小块，放入锅中蒸熟。

❷ 将蒸熟的南瓜放入全自动豆浆机中，加水至上下水位线之间，按下"果蔬汁"键，搅拌均匀后倒入杯中，根据个人口味调入蜂蜜即可。

百合南瓜粥

材料·

南瓜250克，大米100克，鲜百合20克，冰糖适量。

做法·

❶ 将南瓜去皮洗净，去瓤，切小块；鲜百合洗净，剥成小瓣；大米洗净后用水浸泡30分钟。

❷ 锅置火上，放入南瓜、大米和适量水，大火烧沸后转小火熬煮。

❸ 待大米熟烂时，放入百合和适量冰糖，搅拌均匀即可。

南瓜饼

材料·

小南瓜1个，糯米粉100克，白糖适量。

做法·

1. 将南瓜洗净，去皮、瓤，切片，放入锅中蒸熟，取出后碾成南瓜泥。
2. 在南瓜泥中拌入白糖，加适量糯米粉揉成团，略干即可。
3. 将揉好的面团分成几份，压成小饼。
4. 将平底锅置火上，倒油烧热，转小火，放入压好的南瓜饼，烙至色黄，翻至另一面，烙成两面金黄色即可出锅。

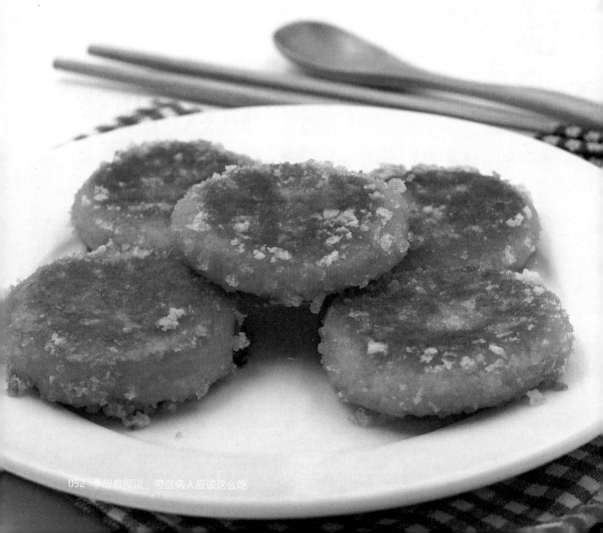

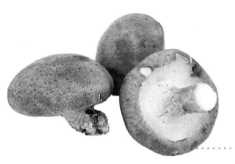

香菇

香菇多糖激活免疫系统，提高抗癌力

> 香菇味甘，性平，入肝、胃经，具有健脾开胃、扶正补虚、益智安神、化痰理气等功效。

香菇中含有特殊生理活性的物质——香菇多糖，是一种具有明确抗癌效果的多糖。对胃癌、结肠癌病人来说，香菇多糖联合化疗能显著降低肿瘤的复发，延长病人的生命。它并不是直接抑制或杀伤癌细胞，而是激活人体的免疫系统，进而起到抗癌效果。香菇多糖可促使人体内抗癌大军T淋巴细胞活化因子的产生，增强机体抗体细胞、T淋巴细胞的活力，还能显著增加白细胞的数量，激活免疫系统的重要细胞，进而增加化疗的有效性。

香菇中含有的β-葡萄糖苷酶，能提高机体抑制癌细胞的能力，间接杀灭癌细胞，阻止癌细胞的扩散，对多种恶性肿瘤如白血病、食管癌、胃癌、肺癌、肝癌等都有显著的辅助治疗作用。

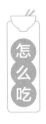

怎么吃

香菇味道鲜美，可单独食用，也可搭配蔬菜、肉类，既可煮、炖，也可炒、烧。干香菇烹调前最好先用80℃的热水泡发，激活其中的功能成分。香菇煮粥食用，对消化系统癌症、白血病等有较好的辅助治疗作用。

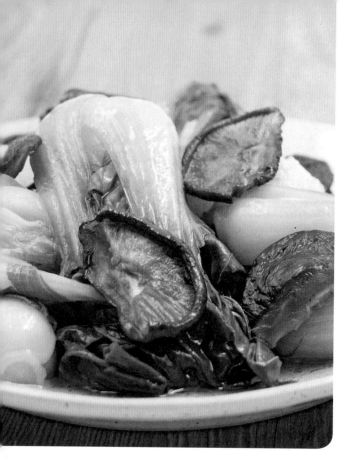

香菇油菜

材料·

香菇50克，油菜200克，盐、酱油、白糖、水淀粉各适量。

做法·

1. 将香菇去蒂，洗净，挤干水分，在菇面上切花刀。
2. 油菜洗净备用。
3. 锅置火上，倒油烧热，放入香菇翻炒，加白糖、酱油翻炒，至香菇熟时加油菜，翻炒片刻，加盐，水淀粉勾芡，炒匀即可。

什锦蘑菇汤

材料·

香菇50克，芦笋、金针菇各100克，粉丝30克，姜、蒜、盐各适量。

做法·

1. 将香菇洗净，去蒂，切片；芦笋洗净，切斜段，焯水；金针菇洗净，去根，切段；粉丝剪短，泡软。
2. 锅置火上，倒油烧热，放入姜末、蒜蓉煸香，倒适量清水烧沸，加入香菇片、芦笋段、金针菇，煮沸后放入粉丝，再次煮沸时调入适量盐即可。

香菇荞麦粥

材料·

鲜香菇40克，荞麦、大米各80克，盐、香油各适量。

做法·

1. 将香菇去蒂，洗净，切成丝。荞麦、大米洗净后分别浸泡2小时。
2. 锅置火上，放入泡好的荞麦、大米，加适量水，大火烧沸后转为小火熬煮。
3. 待粥煮熟时，放入香菇丝，小火煮10分钟，加盐调味，出锅前淋上香油即可。

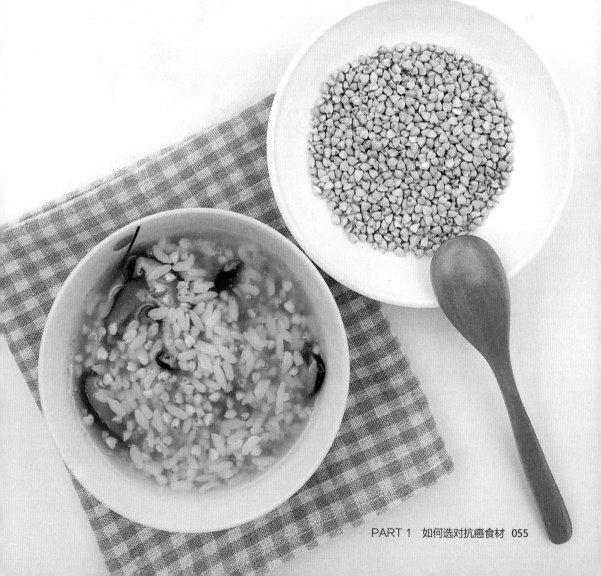

猴头菇

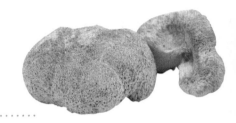

多糖和多肽类物质增强抗癌力

> 猴头菇味甘，性平，入脾、胃、心经，具有行气消食、健脾开胃、安神益智等功效。

猴头菇含有的多糖和多肽类物质，具有抗癌活性，能有效抑制癌细胞的生长和繁殖，提高淋巴细胞转化率，增加白细胞数量，增强机体免疫功能，达到显著的抗癌效果。

以猴头菇为原料研制的新型抗癌制剂，服用过程中能增进病人食欲，增强胃肠黏膜屏障功能，促进淋巴细胞转化，增加白细胞，提高吞噬细胞活性，升高人体的免疫球蛋白，增强人体免疫功能，而且无不良反应。对癌症病人来说，利五脏、助消化、健脾胃、补虚损，具有扶正固本的滋养补益作用，能标本兼治，促进机体康复。

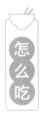

目前，市场上买到的多是人工培育的猴头菇，其营养成分与野生猴头菇相差无几。选购时挑选菇体完整，无伤痕残缺的，菇体干燥，呈椭圆形或圆形，大小均匀，毛多细长，茸毛齐整，呈金黄色或黄里带白，不烂、不霉、无虫蛀的。

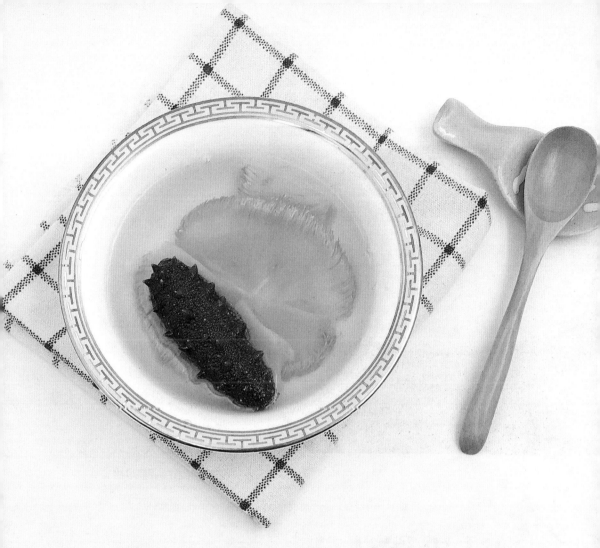

猴头菇炖海参

材料·

猴头菇200克，海参50克，葱末、姜片、盐、味精、料酒、胡椒粉、白糖、水淀粉各适量。

做法·

1. 将猴头菇洗净，去蒂，切成片。
2. 海参用温水泡发，去杂，洗净，入沸水焯一下捞出。
3. 将处理好的海参放入砂锅中，加水适量，倒入猴头菇片，加姜片、葱末、盐、料酒、胡椒粉、白糖，煨炖1小时，再加入味精及水淀粉，调匀后煮沸即成。

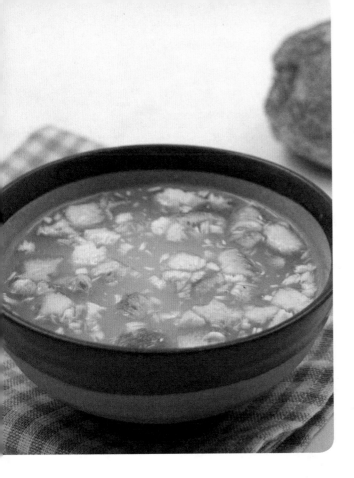

猴头菇粥

材料·

猴头菇150克，大米100克，葱花、姜末、盐、味精各适量。

做法·

1. 将猴头菇用温开水泡发，去蒂，洗净，剁成糜糊状。
2. 大米淘洗干净后放入锅中，加水适量，先用大火煮沸，加入猴头菇糜，转为小火煮成黏稠。
3. 粥成时加入葱花、姜末、盐、味精调味即可。

鸡汁扒猴头菇

材料·

猴头菇250克，黄酒、白胡椒粉、鸡汤、水淀粉各适量。

做法·

1. 猴头菇用水泡软，去蒂，洗净，切成片后在开水中焯一下，捞出，挤干水分，摆入碗中。
2. 将鸡汤倒入锅内，滴几滴黄酒，加少许白胡椒粉，煮开，将煮开的汤汁舀入装猴头菇的碗中。
3. 猴头菇上笼用旺火蒸15分钟。
4. 蒸熟的猴头菇碗内汤汁滗入锅中，汤汁用水淀粉勾芡，蒸好的猴头菇扣在盘子里，将芡汁浇在猴头菇上即可。

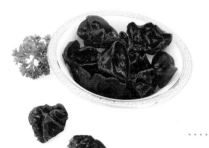

木耳

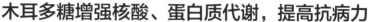

木耳多糖增强核酸、蛋白质代谢，提高抗病力

木耳味甘，性平，入胃、大肠经，具有补气养血、润肺止血等功效。

木耳含有木耳多糖，能明显增强核酸和蛋白质的代谢，增强机体抗病能力，对机体损伤有保护作用。而且木耳多糖与木耳中丰富的纤维素共同作用，促进胃肠蠕动，加速肠道中毒素和致癌物质等的排泄，预防肠道细胞发生恶变。

木耳中丰富的植物胶原物质，具有较强的吸附作用，可把残留在人体消化道内的灰尘、杂质等吸附集中起来排出体外，起到清理消化道、清胃涤肠的作用，有效预防直肠癌等消化系统肿瘤的发生。

木耳中的铁元素含量丰富，每100克中含铁185毫克，比绿叶蔬菜中含铁量最高的菠菜高出20倍，比动物性食物中含铁量最高的猪肝高出约7倍。木耳还含有丰富的蛋白质、钙、维生素和纤维素等，营养丰富，被誉为"素中之荤"。

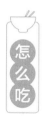

烹调木耳前一般需先用水将其泡发，泡发时间不宜超过2小时，以减少抗癌有效成分的流失。木耳多糖易受温度影响，所以最佳烹调方式是生拌。

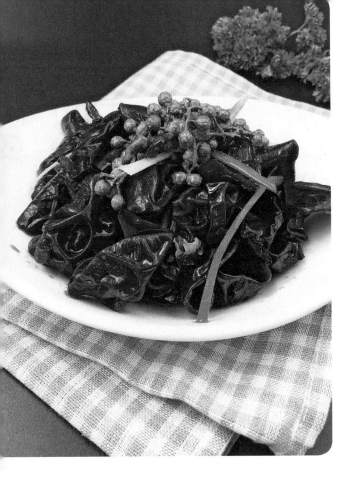

爽口木耳

材料·

水发木耳200克，红椒30克，葱末、蒜末、盐、酱油、醋、白糖、香油各适量。

做法·

❶ 将木耳择洗干净，撕成小朵，沸水中焯2分钟，捞出过凉水，控干水分。

❷ 红椒去蒂、去籽，切成丝。

❸ 处理好的木耳和红椒丝装入盘中，用葱末、蒜末、盐、酱油、醋、白糖、香油制成调料汁，均匀地淋在木耳和红椒丝上，拌匀即可。

木耳豆腐

材料·

木耳50克，嫩豆腐250克，香菜叶、盐、味精、香油、湿淀粉、鲜汤各适量。

做法·

❶ 将木耳用温水泡发，去杂洗净，放入沸水中焯透，捞出沥干，均匀摆放在盘中。

❷ 嫩豆腐切成小块待用。

❸ 锅中加入鲜汤、盐，烧沸后加入味精，放入切好的豆腐块稍煮片刻，用少量湿淀粉勾芡。

❹ 将豆腐汤浇在木耳上，淋香油，撒上香菜即可。

木耳豆腐丸子汤

材料

水发木耳50克，豆腐300克，胡萝卜50克，水发玉兰片50克，葱花、姜末、盐、味精、胡椒粉、淀粉、面粉、高汤、香油各适量。

做法

1. 将木耳、胡萝卜、水发玉兰片分别择洗干净，切成长1厘米的细丝，拌匀，平摆在平盘里。
2. 将豆腐碾成细泥状，加淀粉、面粉、葱花、姜末、味精、盐、胡椒粉拌成馅，用手捏成小丸子，滚上盘中的丝料，上笼蒸熟，取出置于汤碗中。
3. 锅置火上，倒油烧热，下入葱花、姜末煸香，放入高汤、盐、味精、胡椒粉，水淀粉勾芡，淋上香油，浇在丸子上即成。

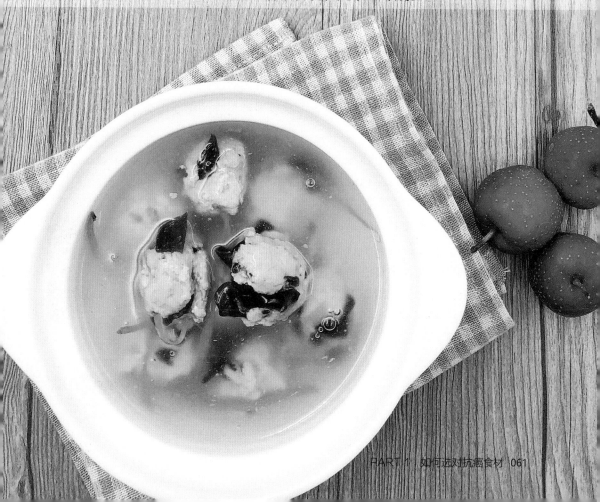

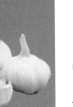

大 蒜

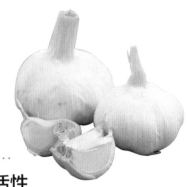

大蒜素抑制癌细胞生长，加强免疫细胞活性

> 大蒜味辛，性温，入脾、肺、胃经，具有温中消食、消积解毒、暖脾胃、杀虫等功效。

大蒜含有大蒜素，能直接抑制体外肝癌细胞和鼻咽癌细胞的生长，还能强烈抑制腺癌细胞集中，功效优于常用抗癌药物，且无严重不良反应。大蒜素能激活体内多种免疫细胞，激活抗癌免疫物质的生物活性，加强对癌细胞的识别、吞噬和清除作用。

大蒜有较强的抗菌作用，能阻断细菌或真菌对亚硝胺的化学合成，保护机体免受亚硝胺这类致癌物对人体的危害，减少慢性炎症的癌变机会。

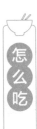

只有将大蒜切成片，暴露在空气中15分钟左右，在氧气的作用下才能产生大蒜素，这样生吃能更好地发挥大蒜的营养价值和功效。加热会使大蒜中具有抗菌作用的有机硫化物含量下降，所以生吃的杀菌效果更好。

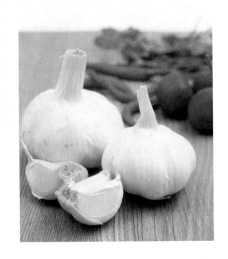

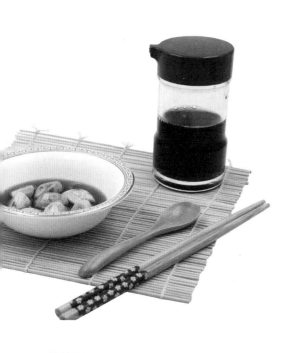

腊八蒜

材料·

大蒜200克，米醋300克，白糖20克。

做法·

❶ 大蒜去皮，切掉顶头部分，洗净后放入干净的罐子中。

❷ 在装好大蒜的罐子里倒入米醋，没过蒜，放入白糖，将罐口封好，放在阴凉通风处，约15天即成。

蒜蓉蒸南瓜

材料·

南瓜500克，蒜蓉20克，盐、味精各适量。

做法·

❶ 将南瓜去皮、去瓤，洗净后切片，放入盘中。

❷ 锅置火上，倒油烧热，加入蒜蓉，小火搅动，至蒜蓉呈淡黄色，连油一起倒入碗中。

❸ 碗中加入盐和味精，拌匀，将蒜蓉均匀放在南瓜片上，隔水蒸15分钟即可。

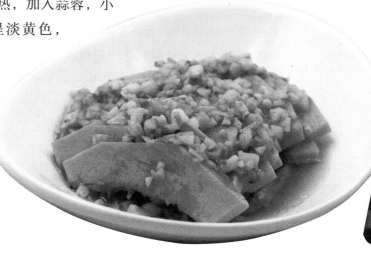

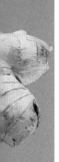

生 姜

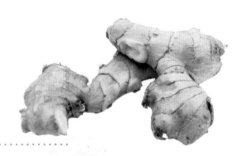

提取液抑制癌细胞活性，缓解放化疗副作用

生姜味辛，性热，入脾、肺、胃经，具有温中止呕、发汗解表、散寒止疼等功效。

生姜中的姜辣素，可刺激舌头上的味觉神经，刺激胃黏膜感受器，通过神经反射促进消化液分泌，增强胃肠蠕动，加强消化功能，降低胃癌的发生率。

研究发现，生姜对黄曲霉毒素B_1的抑制率高达100%。黄曲霉毒素B_1是一种致癌物，可诱发肝癌的发生，生姜可保护机体免受这类致癌物的侵袭，起到抗癌的功效。

有科学研究报道，生姜提取液对人体宫颈癌细胞有明显的抑制作用，抑制率高达90%以上，说明生姜中存在抑制癌细胞活性的物质，具有显著的抗癌作用。

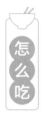

怎么吃

姜是"呕家圣药"，可有效缓解消化系统癌症病人或正在接受化疗的癌症病人的呕吐症状。用姜榨汁，滴在舌头上，慢慢咽下，或口含姜片，或用姜煮汤代茶饮，止呕效果颇佳。

姜汁茶

❀材 料·

生姜500克，绿茶5克。

🍲做 法·

❶ 将生姜洗净，在冷开水中浸泡30分钟，取出后切片，放入榨汁机中榨汁，装瓶贮存于冰箱备用。

❷ 饮用时，将绿茶放入杯中，用沸水冲泡，加3滴姜汁，加盖闷15分钟后即可饮用。

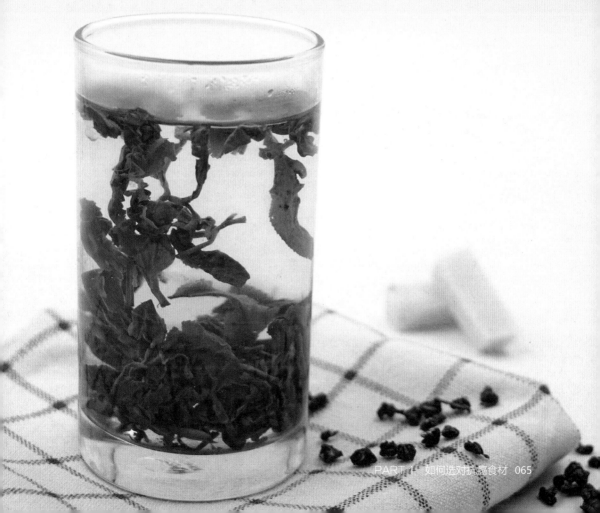

生姜豆芽粥

🌱 材料·

生姜20克，豆芽50克，大米100克。

🍲 做法·

1. 将豆芽洗净，去根须；大米洗净后浸泡30分钟；生姜洗净，切丝。

2. 锅置火上，倒入适量清水烧沸，放入豆芽、大米、姜丝，大火煮沸，转至小火煮至米熟但不开花即可。

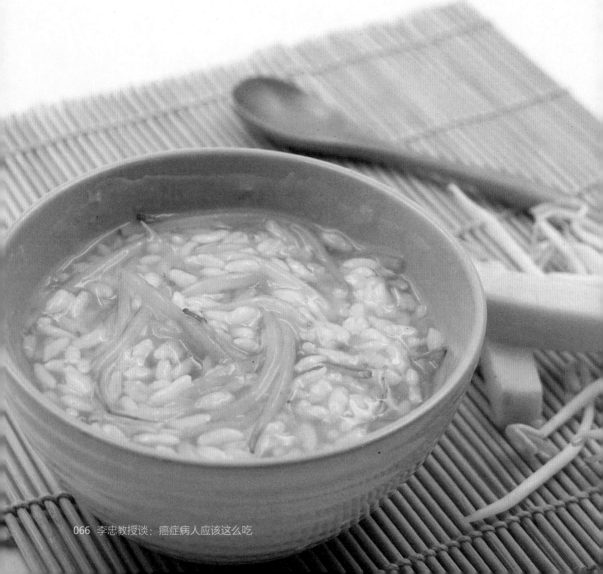

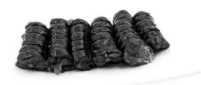

鳝 鱼

提高机体免疫力有效抗癌

> 鳝鱼味甘，性温，入肝、脾、肾经，具有补中益气、养血固脱、温阳益脾等功效。

鳝鱼中的DHA和卵磷脂等都是优质的脂肪酸，是构成人体各组织器官细胞膜的主要成分。优质的脂肪酸还是很好的抗氧化剂，能消除体内的自由基，提高机体免疫力，达到抗癌的目的。

鳝鱼中含有丰富的维生素A，能促进皮肤新陈代谢，增强上皮细胞功能，保护黏膜，防止细胞发生癌变，预防皮肤癌的发生。

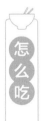

民间有句俗语，"六月黄鳝赛人参"，农历六月的黄鳝最粗壮，滋补功效最强。癌症病人无论是手术还是化疗后，只要身体虚弱者，都可以吃鳝鱼。患有肠道癌症的病人，常吃鳝鱼可治疗便血。有发热、头痛、眩晕、舌苔较腻等症状的癌症病人，常吃鳝鱼可祛风湿，缓解相关症状。

栗子烧鳝鱼

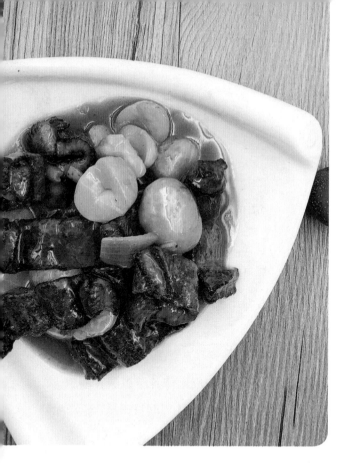

材料·

鳝鱼250克，栗子50克，姜片、盐、酱油、料酒各适量。

做法·

1. 将鳝鱼放入淡盐水中吐尽沙，去内脏，洗净，放入热水中烫去黏液，切段，放入盐、料酒、姜片腌制20～30分钟。
2. 栗子去壳，切开备用。
3. 锅置火上，倒油烧热，下入鳝鱼段、栗子翻炒，加入酱油、料酒，加适量水，烧沸，转小火焖3～5分钟，加盐调味，大火收汁即可。

蒜烧鳝鱼

材料·

鳝鱼500克，香菇50克，油菜50克，蒜、姜、葱、盐、绍酒、味精、胡椒粉、白糖、酱油各适量。

做法·

1. 将鳝鱼去内脏，洗净，切成寸段，加盐、绍酒、胡椒粉、姜片、葱段腌制。
2. 香菇洗净后切片，油菜洗净后切成两半，焯水后待用。
3. 锅置火上，倒油烧热，下入腌好的鳝鱼段过油，捞出。
4. 锅留底油，烧热后下入葱、姜煸香，下入过油的鳝鱼段、蒜瓣、香菇，加适量盐、酱油、白糖、味精、绍酒调味，一同烧至鳝鱼入味。将焯好的油菜摆盘，锅中菜盛入盘中即可。

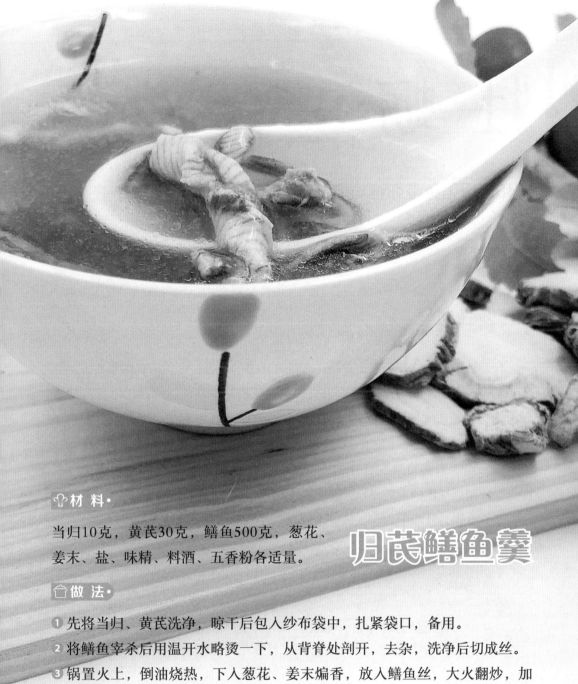

归芪鳝鱼羹

🌿材 料·

当归10克，黄芪30克，鳝鱼500克，葱花、姜末、盐、味精、料酒、五香粉各适量。

🍲做 法·

1. 先将当归、黄芪洗净，晾干后包入纱布袋中，扎紧袋口，备用。
2. 将鳝鱼宰杀后用温开水略烫一下，从背脊处剖开，去杂，洗净后切成丝。
3. 锅置火上，倒油烧热，下入葱花、姜末煸香，放入鳝鱼丝，大火翻炒，加入料酒，炒至八成熟时捞出，盛入碗中待用。
4. 炒锅刷净后加入适量清水，放入归芪药袋，大火煮沸，改用小火煮30分钟，取出药袋，加葱花、姜末、酱油和盐。
5. 煮沸后倒入鳝鱼丝，再用小火煨炖30分钟，加味精、五香粉，用水淀粉勾芡即成。

牡 蛎

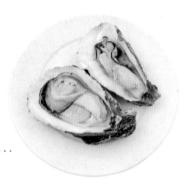

锌和硒增强免疫细胞功能

> 牡蛎味咸，性微寒，入肝、肾经，具有平肝潜阳、软坚散结、收敛固涩等功效。

牡蛎含有丰富的锌元素，锌是许多抗氧化酶的成分，可预防自由基损害、维持正常免疫功能，促进免疫细胞生成，增强免疫细胞功能。锌是DNA合成的必要因素，参与所有细胞的分裂及增殖，促进细胞生长发育和组织再生，有利于抗癌。

牡蛎中含有强抗氧化作用的硒元素，能阻止致癌物质改变正常细胞内的DNA，抑制癌细胞的发展，刺激细胞内溶酶体活性，起到抗癌的作用。

研究发现，牡蛎中含有一种抗癌成分——鲍灵，是一种糖蛋白，对多种癌细胞都有抑制作用。

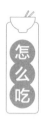

牡蛎的营养丰富，素有"海中牛奶"的美称，可清蒸、煮汤、烤制，抗癌有效成分损失较少，常食用可有效抗癌防癌。牡蛎能治夜不眠、意志不定，有失眠症状的癌症病人宜常食用。

小米牡蛎粥

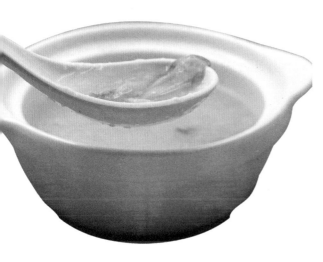

材料·

小米100克，牡蛎肉50克，盐适量。

做法·

① 牡蛎肉洗净，用盐水浸泡20分钟，捞出备用。

② 小米洗净后倒入锅中，加入适量清水，煮沸后将牡蛎肉倒入锅中，继续用小火熬煮，至粥成加盐调味即可。

天然牡蛎汤

材料·

牡蛎肉60克，紫菜丝、姜丝、盐各适量。

做法·

将牡蛎肉洗净，与备好的紫菜丝、姜丝一起放入锅中，加适量清水，煮熟后加盐调味即可，喝汤吃肉。

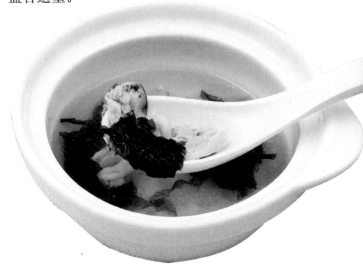

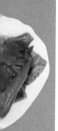

海 带

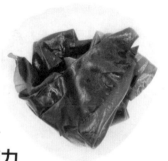

岩藻多糖诱导癌细胞凋亡，双向调节免疫力

> 海带味咸，性寒，入肝、胃、肾经，具有软坚散结、消痰、利水等
> 功效。

海带中含有一种能诱导癌细胞"自杀"的物质——U-岩藻多糖，可以利用癌细胞自身的DNA切断酶，将其DNA切断，导致癌细胞凋亡，起到抗癌的显著效果。岩藻多糖具有双向调节免疫力的作用，能清除自由基，抗衰老、抗凝血、抗血栓。

海带中含有一种褐藻藻酸双酯钠的物质，可激活巨噬细胞，产生细胞毒素，抑制肿瘤细胞增殖，杀死癌细胞，直接抑制癌细胞的生长和发展。

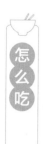

海带中碘、钙、铁等矿物质元素含量也十分丰富，含有许多有益于人体健康的营养成分，日本人把海带称为"长寿菜"。选购海带时最好选表面白霜多的，这种白霜是甘露醇，具有降压利尿、消肿的作用。食用海带前，须先将海带在水中浸泡24小时左右，且应勤换水，去除海带中砷及砷化物。海带买回来后最好尽快食用，一次吃不完要把拆封后的海带冷藏在冰箱中，否则其营养价值会降低。

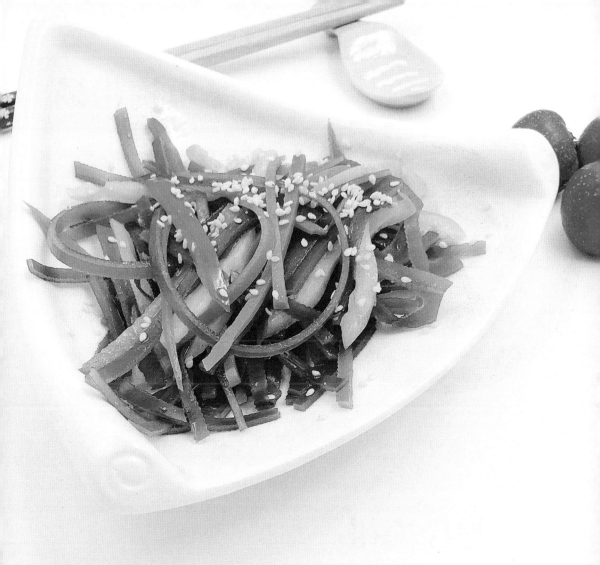

芝麻彩椒拌海带

🍳 材料·

海带丝200克，彩椒半个，熟芝麻、姜末、盐、酱油、醋、白糖、香油各适量。

🍲 做法·

① 将彩椒洗净，切成丝。

② 海带丝洗净，在沸水中焯一下，捞出过凉水，沥干。

③ 将处理好的海带丝、彩椒放入盘中，用盐、酱油、醋、白糖、姜末、香油调成酱汁，均匀地浇在海带丝上，拌匀，再撒入熟芝麻即可。

冬瓜海带汤

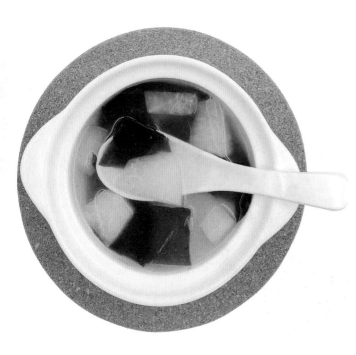

🌱 材料·

冬瓜150克，海带50克，葱段、盐各适量。

🍲 做 法·

❶ 将冬瓜洗净，去皮、去瓤，切成块；海带泡软洗净，切块。

❷ 锅置火上，切好的冬瓜、海带放入锅中，加入适量清水，煮熟，出锅前撒上葱段，放入盐调味即可。

肉丝拌海带

🌱 材料·

海带150克，瘦猪肉100克，水发兰片50克，葱、姜、盐、味精、酱油、醋、白糖各适量。

🍲 做 法·

❶ 将海带洗净，切成丝，放入沸水中焯透，捞出过凉水后控干水分。

❷ 猪肉、兰片、葱均切成丝。

❸ 锅置火上，倒油烧热，下入肉丝，炒至变色时，加入少许酱油调味，肉丝炒熟后盛出晾凉。

❹ 用盐、味精、酱油、醋、白糖调成拌汁，将海带丝、肉丝、葱丝、兰片丝装盘，倒入拌汁调匀即可。

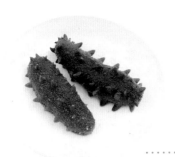

海 参

黏多糖阻止癌细胞生长和转移

> 海参味甘、咸，性温，入心、肾经，具有滋阴补肾、壮阳益精、养心润燥等功效。

海参中含有黏多糖，能吸附致癌物质并将其排出体外，具有阻止癌细胞生长和转移的作用，而且可增强癌症病人的免疫力，帮助骨髓增进造血，提高抗癌药物的药性。

海参中还有一种皂苷，它是一种抗毒剂，对人体安全无毒，但能使体内的癌细胞明显缩小，抑制癌细胞的生长与转移，在临床上已广泛应用于肝癌、肺癌、胃癌、鼻咽癌、淋巴癌、卵巢癌、乳腺癌等癌症的治疗中。

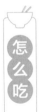

怎么吃

商品海参多为干品，食用部分是它的体壁，内脏部分不能食用。烹调前，先将海参置于冷水中浸泡24小时，用刀剖开去内脏，洗净后置于保温瓶中，倒入开水，盖紧瓶盖，泡发10小时左右，中途可倒出来检查一次，挑出部分已发透的嫩小海参，泡在冷水中备用。

海参木耳排骨汤

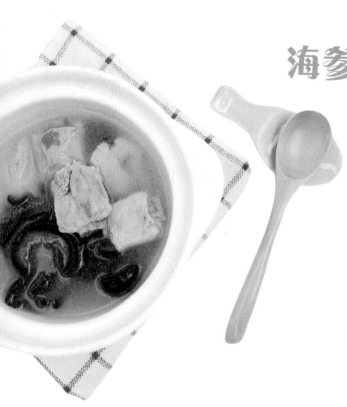

材料·

海参3只，水发木耳15克，排骨50克，葱、姜、黄酒、盐、味精各适量。

做法·

1. 将排骨洗净后剁成小块，沸水中焯烫后捞出备用。
2. 锅置火上，加适量水，下入排骨煮15分钟，放入处理好的海参、木耳，煮10分钟，加入姜、葱、黄酒、盐，再煮30分钟，撒上味精调味即可。

春白烧海参

材料·

海参4只，鸡蛋3个，瘦猪肉50克，胡萝卜100克，香菇、冬笋各20克，油菜心2棵，葱、姜、盐、味精、高汤各适量。

做法·

1. 将鸡蛋煮熟，去壳，切四瓣，去掉蛋黄，蛋白切片。
2. 胡萝卜、香菇、冬笋分别洗净后切片；油菜心洗净备用；猪肉洗净后切片。
3. 海参洗净后切块，焯水后捞出。
4. 锅置火上，加入适量高汤，下入香菇、冬笋、葱、姜烧一会，倒入海参、肉片、胡萝卜和菜心，煮开打沫，勾芡，下入蛋白，烧沸后即可。

海参鸡肉粥

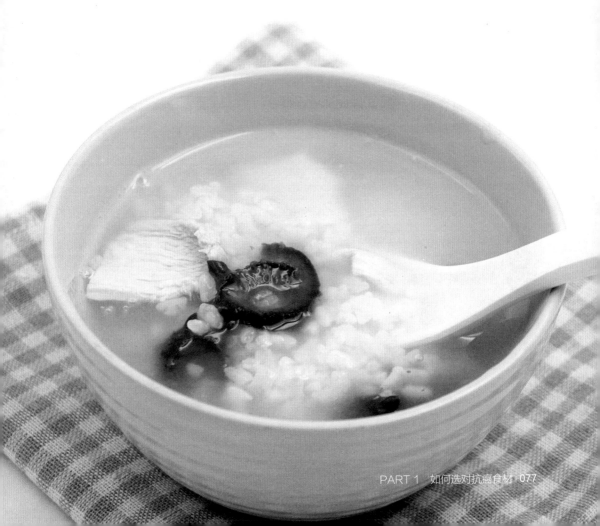

材料·

海参2只，鸡肉100克，大米100克，盐适量。

做法·

① 将海参泡发，去内脏，洗净后切成小片。

② 鸡肉切成片，大米淘洗干净。

③ 将处理好的海参、鸡肉、大米一起放入锅中，加适量清水，大火烧沸后转为小火，熬煮成粥，加盐调味即可。

苹果

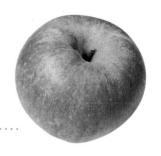

类黄酮物质降低癌症发病率

> 苹果味甘、酸，性凉，入脾、肺经，具有生津润肺、除烦解暑、健胃消食、开胃醒酒等功效。

苹果所含的类黄酮物质，具有抗癌的作用，能降低癌症的发病率，经常吃苹果的人与不吃苹果的人相比，患癌症的危险性降低，尤其是肺癌。

苹果含有苹果多酚，具有降低胆固醇、抑制低密度脂蛋白胆固醇氧化的作用，预防血栓，减少心血管疾病的发生。

苹果中富含膳食纤维，能促进胃肠蠕动，促进毒素和致癌物随粪便排出体外，也可缓解癌症病人便秘的症状。

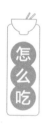

怎么吃

苹果除生吃外，还可以与其他食材一同榨汁食用。

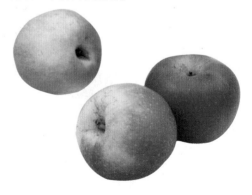

苹果芹菜汁

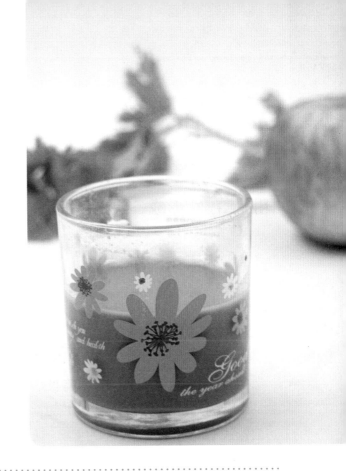

🍳 材 料·

苹果1个，芹菜1根，柠檬汁适量。

🍲 做 法·

❶ 苹果洗净去核，切成小块；芹菜洗净，切成小段。

❷ 将切好的苹果和芹菜放入榨汁机中，加入适量水，榨成汁后倒出，饮用时加入适量柠檬汁即可。

芦荟苹果汤

🍳 材 料·

苹果1个，芦荟100克，冰糖适量。

🍲 做 法·

❶ 将新鲜芦荟去皮，洗净后切成条状；苹果洗净、去皮、去核，切块。

❷ 锅中加入适量水，放入切好的芦荟条，煮开后转小火煲30分钟。

❸ 将苹果块加入锅内，继续煲5分钟，依据个人口味加入适量冰糖即可。

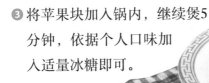

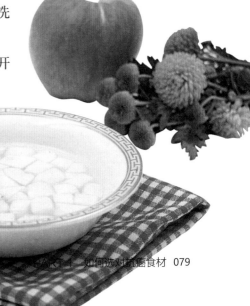

猕猴桃

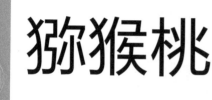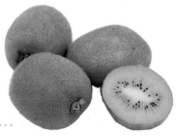

阻断致癌物形成，阻止癌细胞转移和扩散

> 猕猴桃味酸、甘，性寒，入脾、胃经，具有清热生津、健脾止泻、
> 止渴利尿等功效。

猕猴桃含有大量维生素C，具有很好的抗氧化作用，能阻断亚硝胺这种致癌物的生成。而且，还能提高机体免疫力，促进抗癌物质干扰素的产生，阻止癌细胞的转移和扩散，减少自由基的生成，防止正常细胞癌变。

猕猴桃汁可有效阻断亚硝胺的合成，阻断率高达98%。将猕猴桃汁中的维生素C、维生素E破坏后，阻断率仍可达79.8%，说明猕猴桃中的抗癌物质不是单一的，除维生素C和维生素E外，还含有其他可以有效阻断亚硝胺生成的活性物质。

猕猴桃中含有丰富的半胱氨酸蛋白酶，能将食入的动物蛋白完全水解成易于消化吸收的形式，减轻消化道的负担，增强细胞的抗癌能力。

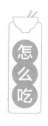

怎么吃　　猕猴桃除鲜食外，还可以熬粥、榨汁食用，还能加工成果酱、果酒、罐头、果干等食品。

猕猴桃枸杞粥

❀材料·

猕猴桃30克，大米100克，枸杞10克，冰糖适量。

做法·

❶ 将大米洗净，浸泡；猕猴桃去皮后切块；枸杞洗净后浸泡，备用。

❷ 锅中加入适量水，放入泡好的大米，煮至米开花、粥稠时，放入枸杞和猕猴桃，再煮2分钟左右，根据个人口味加入冰糖调味即可。

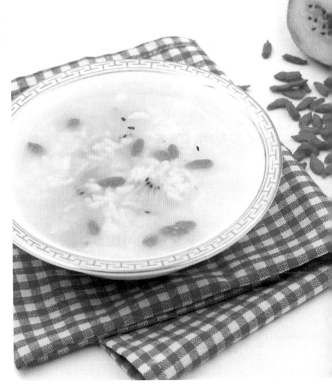

葡萄猕猴桃汁

❀材料·

猕猴桃100克，葡萄50克，柠檬30克。

做法·

❶ 葡萄洗净后切成两半，去籽；猕猴桃去皮，切块；柠檬洗净后切块，榨汁备用。

❷ 将切好的葡萄、猕猴桃和柠檬汁一起放入榨汁机中，加适量水，启动榨汁程序，榨好后倒入杯中即可。

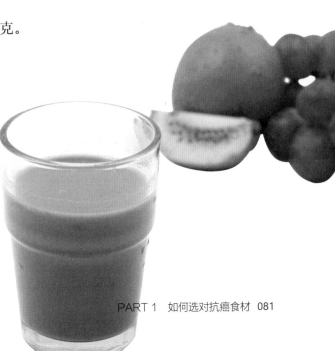

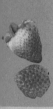

草 莓

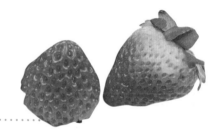

鞣花酸抗癌活性高

> 草莓味甘、酸，性凉，入脾、肺经，具有润肺生津、健脾利尿、解热消暑等功效。

草莓中含有丰富的鞣花酸，这是一种抗癌活性颇高的物质，能保护人体细胞组织免受致癌物的伤害，减少癌症的发生率，防止癌症的发展和扩散。

草莓中的单宁酸，具有较强的抗脂质过氧化、清除自由基的能力，可抑制多环芳烃、黄曲霉毒素等引起的癌变，还能阻止致癌化学物质的吸收，抗癌效果显著。

草莓中含有的强抗氧化剂物质，如类黄酮、花青素、维生素C等，可清除体内自由基，阻断体内致癌物的合成，提高机体抵抗癌细胞的能力。

由于草莓含有膳食纤维，能促进胃肠蠕动，帮助消化，改善便秘，可预防肠癌的发生。

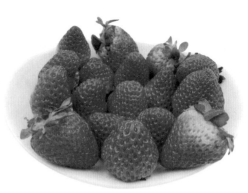

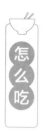

清洗草莓时，应将草莓放在流动的水中冲洗，而且不要将果蒂摘除，否则会流失一部分维生素。

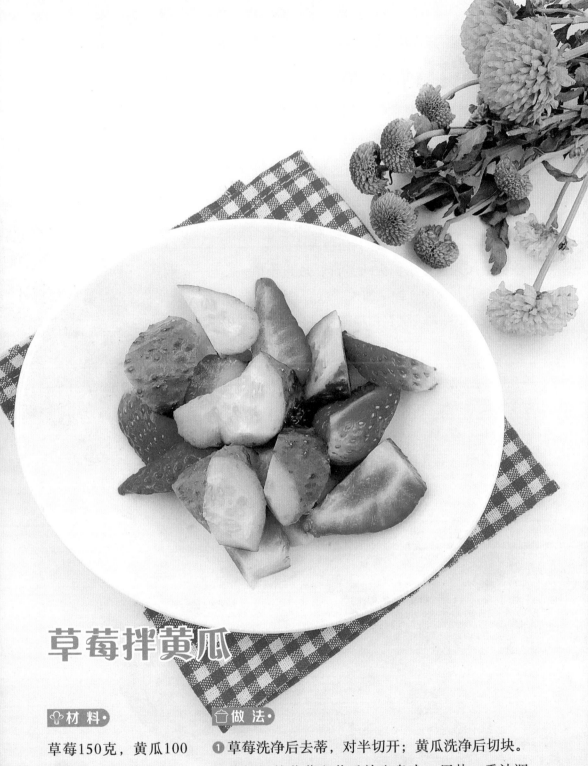

草莓拌黄瓜

🥢材料·

草莓150克，黄瓜100克，盐、香油各适量。

🍲做法·

❶ 草莓洗净后去蒂，对半切开；黄瓜洗净后切块。

❷ 将切好的草莓和黄瓜放入盘中，用盐、香油调成酱汁，均匀浇在草莓和黄瓜上，拌匀即可。

草莓山楂汤

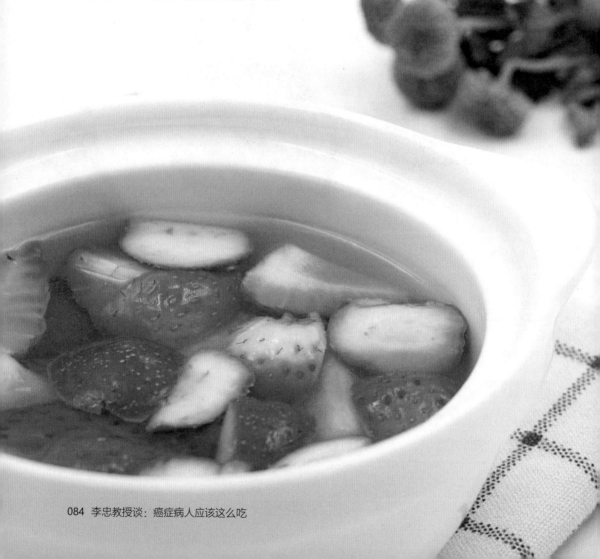

材料·

草莓100克，山楂30克，白糖适量。

做法·

1. 将草莓、山楂分别洗净，山楂去核。
2. 锅中加入适量水，大火煮沸，放入山楂，转为小火煮10分钟，加入草莓后煮沸，依据个人口味加入适量白糖即可。

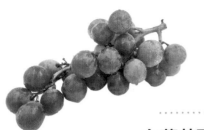

葡萄

白藜芦醇抑制癌细胞生长，诱导癌细胞凋亡

葡萄味甘、酸，性平，入肝、肺、肾经，具有补气血、益肝肾、生津液、强筋骨等功效。

葡萄中含有一种天然的抗氧化物——白藜芦醇，能通过抑制DNA合成而抑制癌细胞的生长，还能诱导多种癌细胞凋亡，对乳腺癌、胃癌、前列腺癌、白血病等多种恶性肿瘤细胞均有明显的抑制作用。

葡萄籽中丰富的花青素也是强抗氧化剂，能清除体内自由基，减轻正常细胞的氧化性损伤，抑制癌细胞的转移和扩散。

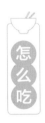

怎么吃

葡萄营养丰富，可直接食用，也可榨汁、酿酒，还可加入到糕点、沙拉中食用。葡萄鲜食时宜带皮一起吃，因为白藜芦醇等有效抗癌成分主要集中在葡萄皮中。葡萄榨汁时也最好整颗放进去，这样葡萄皮和葡萄籽中的抗癌物质可以更多地被人体吸收。

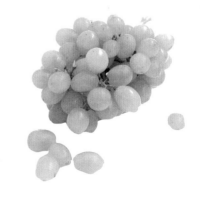

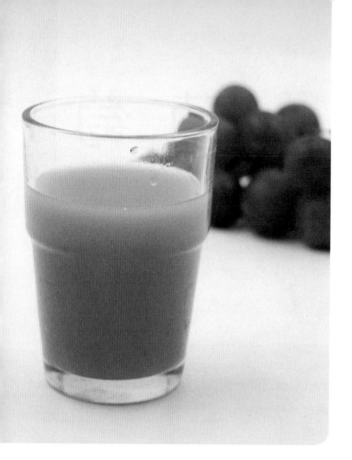

葡萄橙汁

材料

葡萄100克，橙子50克。

做法

1. 将橙子去皮，切丁；葡萄洗净。
2. 将备好的食材放入榨汁机中，加适量水，启动榨汁程序，榨好后倒入杯内，调入蜂蜜即可。

葡萄果酱

材料

葡萄400克，柠檬汁20克，砂糖30克。

做法

1. 葡萄洗净后，将葡萄皮和果肉分开，去籽。
2. 将葡萄皮放入搅拌机中，加入适量水和15克砂糖，搅打成泥状后倒出。
3. 将打好的葡萄皮泥放入锅中，加入葡萄果肉、15克砂糖、柠檬汁和适量水，搅匀，小火加热，熬至黏稠时即可。

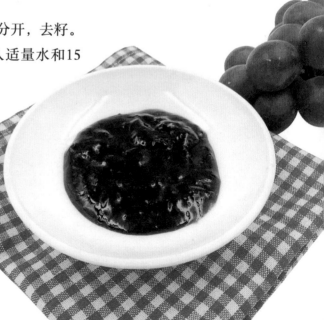

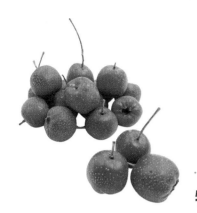

山楂

牡荆素阻断致癌物形成，抑制癌细胞增殖

山楂味甘、酸，性微温，入脾、胃、肝经，具有消食化积、活血散瘀等功效。

山楂含有一种黄酮类化合物——牡荆素，能阻断致癌物的合成，抑制细胞信号传导通路，诱导癌细胞凋亡，有效抑制癌细胞的增殖和发展。

山楂富含维生素C，其抗氧化作用能阻断和减少自由基的生成，增强机体的免疫力，提高对抗癌细胞的免疫功能。

研究发现，山楂提取液能消除合成亚硝胺的前体物质，阻断致癌物亚硝胺的合成，对防治消化系统癌症有重要作用。

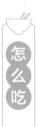

怎么吃

山楂酸甜的口感有助于提升食欲，促进消化，能有效缓解癌症病人食欲不振的症状。煮山楂时不要用铁锅，避免破坏山楂中的有效成分。山楂不宜空腹食用，会对胃黏膜造成不良刺激。

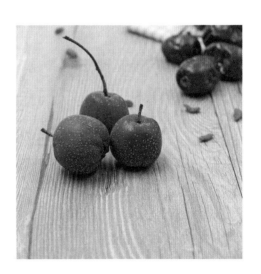

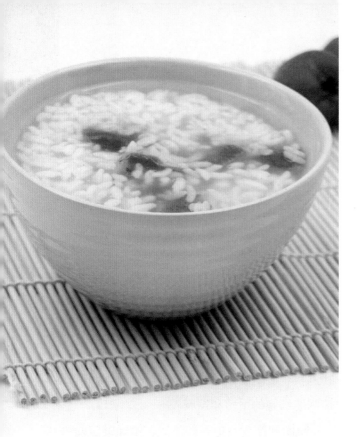

山楂粥

材料

大米80克，鲜山楂50克，冰糖适量。

做法

1. 将山楂洗净，去籽、去蒂。大米洗净后浸泡30分钟。
2. 锅内加适量水烧开，放入山楂和大米，煮沸后转小火，熬煮至米粒软烂，根据个人口味调入冰糖即可。

山楂红糖水

材料

鲜山楂15个，红糖适量。

做法

将山楂洗净，放入锅中，加入适量水，大火烧开后转为小火，熬煮约30分钟至山楂烂熟。依据个人口味加入红糖即可。

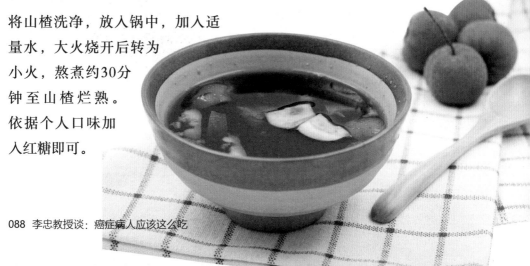

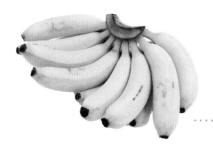

香蕉

激活体内白细胞，抑制致癌物形成

香蕉味甘，性寒，入肺、大肠经，具有清热、生津止渴、润肺滑肠等功效。

香蕉中富含钾元素，动物实验发现，如果缺钾，机体清除癌细胞的能力会大大削弱，说明钾元素有助于增强机体抵抗癌细胞的能力。

香蕉含有能清除人体内活性氧化物等毒性物质、提高免疫力的化学物质，摄入香蕉时，体内的白细胞会受到激活，使白细胞数量增多，活性更强。熟透的香蕉会产生能攻击异常细胞的活性物质TNF，有效对抗癌细胞。研究发现，香蕉提取物对黄曲霉毒素等3种致癌物有明显抑制作用，说明香蕉能预防细胞组织发生癌变。

香蕉富含碳水化合物和膳食纤维，能促进胃肠蠕动，清热润肠，保护胃肠黏膜，预防消化系统癌症的发生。

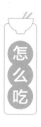

怎么吃

香蕉越成熟，表皮上的黑斑就会越多，其免疫活性就越高，因此可以适当多吃表皮黑斑多的熟透的香蕉。

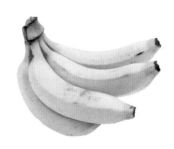

香蕉豆沙酸奶汁

材料：

香蕉1根，红豆沙30克，酸奶250毫升。

做法：

❶ 将香蕉去皮，切块，放入榨汁机中，加入适量水，启动榨汁程序。

❷ 将香蕉汁倒入杯中，加入红豆沙和酸奶，搅拌均匀即可。

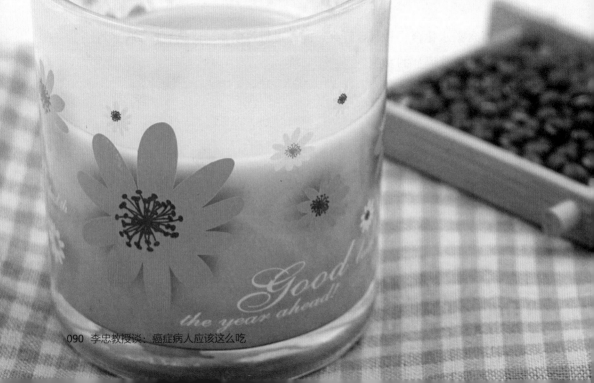

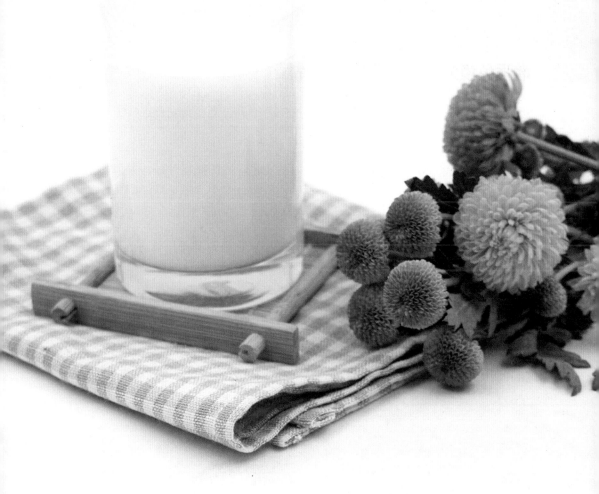

香蕉牛奶

🍄 材 料·

香蕉2根，牛奶250毫升，蜂蜜适量。

🍲 做 法·

将香蕉去皮，切成段，放入搅拌机中，加入牛奶，启动榨汁程序。将搅拌好的香蕉牛奶倒入杯中，加入适量蜂蜜调匀即可。

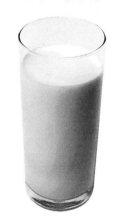

牛奶

增强免疫力，保护消化系统黏膜

牛奶味甘，性平、微寒，入心、肺、胃经，具有补气血、益脾胃、生津润肠等功效。

牛奶中的钙能破坏大肠内的致癌物质，使其分解并排出体外，保护胃肠黏膜，预防消化系统癌症的发生和发展。

牛奶中含一种小分子乳白蛋白IM-94，这种物质能阻断癌细胞中特有脂质成分的合成，从而阻止癌细胞的生长和发展。

有些牛奶制品会增加共轭亚油酸的含量，共轭亚油酸可消除自由基，调节血脂和胆固醇，有利于清除体内有害物质，达到抗癌的目的。

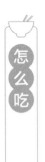

牛奶中的色氨酸能使人产生困倦感，可起到安眠的效果，加上牛奶的营养产生的饱腹感，可加强其催眠的效果，适合有失眠症状的癌症病人。

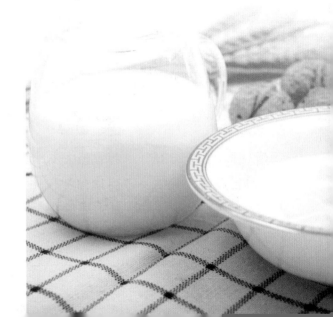

红枣燕麦牛奶米糊

材料·

红枣2个，燕麦50克，黄豆30克，牛奶200毫升。

做法·

1. 黄豆用水浸泡10~12小时，捞出洗净。红枣洗净，去核。
2. 将燕麦、黄豆、红枣放入豆浆机中，加适量水，启动"米糊"程序，米糊做好后倒入碗中，加入适量牛奶。

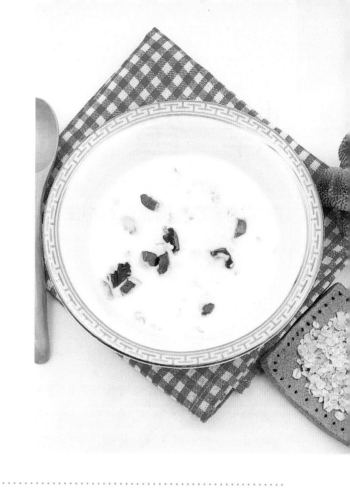

牛奶炖花生

材料·

花生50克，牛奶500毫升，银耳20克，枸杞、冰糖各适量。

做法·

1. 将花生和枸杞分别洗净，银耳洗净泡发后掰成小朵。
2. 牛奶倒入锅内，加入花生、银耳、枸杞和冰糖，小火慢慢熬煮至花生熟烂即可。

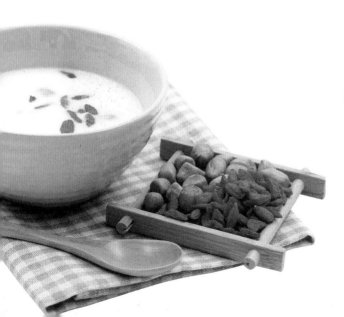

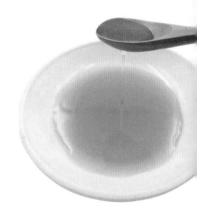

蜂 蜜

咖啡酸苯乙酯抑制癌细胞生长、扩散

> 蜂蜜味甘，性平，入脾、肺、大肠经，具有补中润燥、润肺止咳、润肠通便等功效。

蜂蜜含有一种叫作咖啡酸苯乙酯的物质，这种物质具有抗癌活性，能抑制癌细胞的生长和扩散，对癌细胞有一定的杀伤作用。咖啡酸苯乙酯能有效预防结肠癌的发生，抑制癌细胞的转移，并能增强抗癌药物的药性。

蜂蜜对胃肠功能有调节作用，促进胃肠蠕动和消化液分泌，润肠通便，加快体内毒素的排出，有助于缓解便秘，预防结肠癌和直肠癌的发生。

蜂蜜还有消除疲劳的功效，有助于康复期的癌症病人恢复体力，保持良好的精神状态。

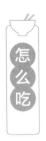

怎么吃

服用蜂蜜，可早晚各一次，每次25克左右。冲调时，最好使用40℃以下的温开水或凉开水。在进餐时可将蜂蜜涂抹在面包、馒头上，还可把蜂蜜加在温热的豆浆、牛奶中，调匀后一并饮下。

蜂蜜生姜茶

❀材料·

生姜15克，蜂蜜15毫升。

做法·

① 生姜洗净后切片，捣碎，将捣碎的姜末放入干净的纱布中，挤出姜汁。

② 姜汁中冲入沸水，待水温不烫时加入蜂蜜，拌匀即可饮用。

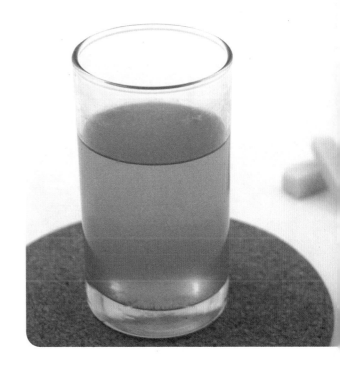

雪梨蜂蜜汁

❀材料·

雪梨1个，蜂蜜适量。

做法·

将雪梨洗净，去核，切成小块，放入榨汁机中，加适量水，启动榨汁程序。将榨好的雪梨汁倒入杯中，调入适量蜂蜜即可。

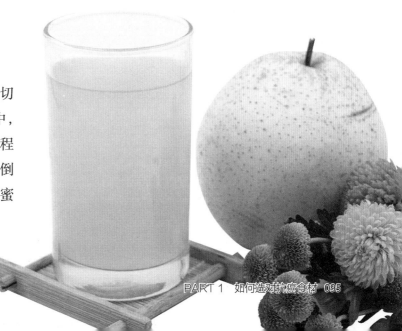

如何吃对药食
两用的抗癌中药

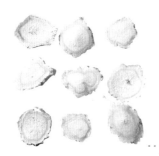

人 参

人参皂苷诱导癌细胞凋亡

> 人参味甘、微苦，性温，入脾、肺经，具有复脉固脱、大补元气、补脾益肺、生津安神等功效。

人参含有人参皂苷，具有较高的抗癌活性，对正常细胞无副作用。人参皂苷通过调控癌细胞的增殖周期，使癌细胞分化或变为半分化状态，诱导癌细胞凋亡，从而发挥抗癌作用。人参皂苷还能提高机体免疫力，改善心脑血管供血不足，调节中枢神经系统，抗疲劳，延缓衰老。

人参中还含有人参多糖，这种物质能调节机体免疫功能，提高机体对有害致癌物质的抵抗能力，增强机体的应激能力和适应性，对癌细胞也有一定的抑制作用。

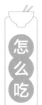

怎么吃

人参片可直接含服，也可以磨成粉末或与其他食材一起煮粥、煲汤食用。实证、热证病人忌服人参。

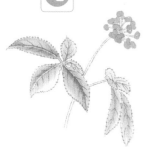

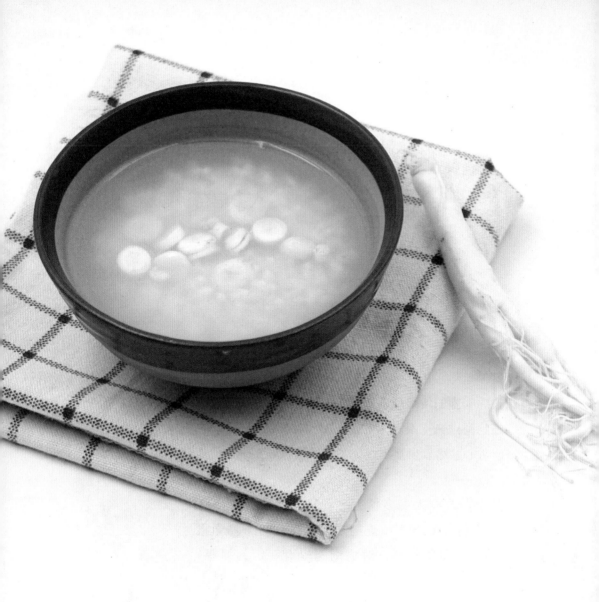

人参粥

材 料

人参片2克，
大米80克。

做 法

① 将人参片和大米洗净，分别用水浸泡30分钟。

② 把人参片放入砂锅中，加适量水，大火烧开后转小火煎30分钟，然后放入泡好的大米，煮至米粒熟烂即可。

五加黄芪人参粥

材料·

南五加皮15克，黄芪20克，当归10克，人参3克，大米200克，冰糖适量。

做法·

1. 将所有药材洗净，放入砂锅内，加适量水，置火上煎煮，去渣取汤。
2. 大米淘洗干净后放入锅内，加入煎好的药汤同煮，待粥黏稠时加入适量冰糖，稍煮片刻即可。

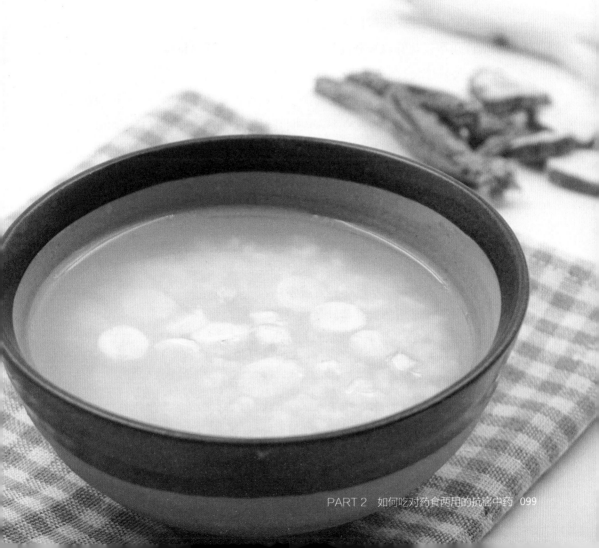

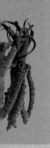

冬虫夏草

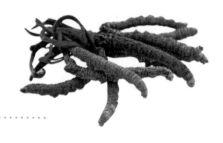

虫草多糖多方面提高机体抗癌能力

> 冬虫夏草味甘，性温，入肺、肾经，具有益肾补肺、止血化痰等功效。

冬虫夏草中多种成分具有抗癌作用。其中，虫草多糖能激活巨噬细胞内酸性磷酸酶活性，增强脾脏和肝脏内细胞的吞噬能力。还能抑制T淋巴细胞的排斥反应，具有非特异性刺激免疫反应，从而提高机体抗癌能力。

虫草的水提物和醇提物均可明显抑制肺癌和乳腺癌细胞的生长，而且醇提物可减少鳞状上皮细胞癌变的发生率，说明其对预防细胞癌变也有显著功效。

虫草中含有虫草素菌素，这种物质对艾氏腹水癌和人鼻咽癌细胞有明显的抑制作用。

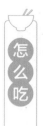

怎么吃

冬虫夏草可以煎煮后当茶饮，也可以研磨成粉服用，还能与肉类一起炖煮食用。病人在风寒风热感冒或发热期间不宜服用冬虫夏草。冬虫夏草适用于肺癌、肺转移癌、纵隔肿瘤、淋巴癌、白血病、鼻咽癌等癌症病人。

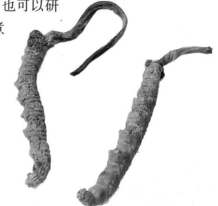

虫草黄芪汤

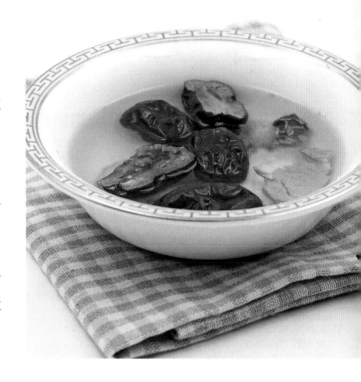

材料

冬虫夏草5克，黄芪12克，红枣2个，猪肺50克。

做法

❶ 将猪肺洗净，切成薄片；冬虫夏草、黄芪、红枣洗净，备用。

❷ 将猪肺片、冬虫夏草、黄芪、红枣一起加水炖烂即可。

材料

冬虫夏草饮

冬虫夏草3～6只。

做法

透明玻璃水壶中加入适量水，放入3～6只虫草，文火加热。虫草一次煮6～10分钟，煮沸时间短，水开后马上喝，边喝边添水。一壶虫草茶可一般添水4～6次。

在虫草水颜色最深的时候营养最丰富，此时的水一定不要浪费。虫草水会由淡变浓再转淡，当变淡甚至呈现白色时就不要喝了，可将虫草吃掉。

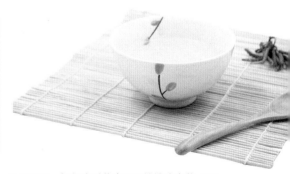

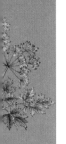

当　归

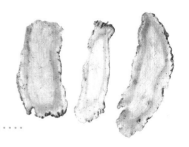

提高免疫力，增强正常细胞抗癌能力

> 当归味甘、辛，性温，入肝、心、脾经，具有补血活血、止痛润肠
> 等功效。

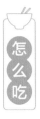

当归含有挥发油、脂肪油、维生素B_{12}、维生素E等物质，体外实验实，当归有抑制癌细胞的作用，抑制率在50%～70%。

当归热水提取物有诱导干扰素产生的活性，可提高机体免疫力，增强正常细胞抵抗癌细胞的能力。

当归有补血活血双重作用，用量大则活血，偏于免疫抑制，用量小则养血，偏于免疫促进。

当归是补血的圣药，适用于消化系统癌症、白血病、宫颈癌、乳腺癌等多种癌症及中晚期癌症病人有血虚征象者。当归与白芍、甘草、桃仁等同用，对癌性疼痛有较好的缓解效果。

当归还适用于出现贫血、便秘的中晚期癌症病人，以及放疗导致的贫血、白细胞减少、血小板减少等症状。在放化疗过程中，当归与黄芪、党参等补气药配伍使用，可升高白细胞、血小板，预防骨髓抑制。

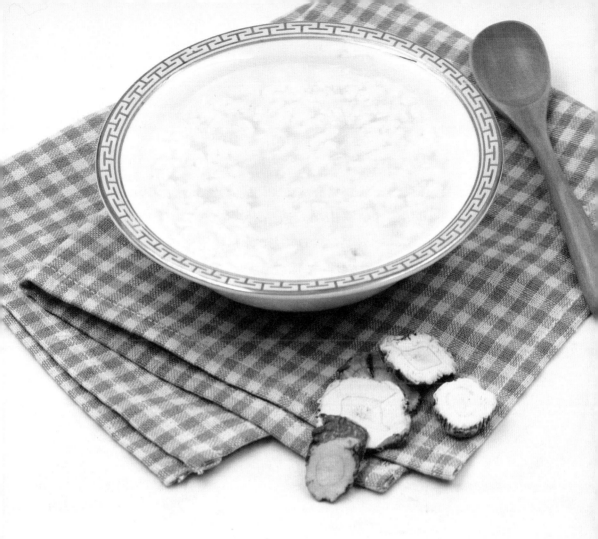

桃仁当归粥

🥄材料·

桃仁10克，当归6克，
大米100克。

🍲做法·

❶ 将桃仁洗净，碾碎；当归煎煮后取汁；大米洗
净后浸泡30分钟。

❷ 锅置火上，加适量水，放入泡好的大米，大火
烧沸后小火熬煮。

❸ 熬至米粒熟烂时，放入桃仁和当归汁，小火继
续熬煮片刻，至粥稠即可。

当归枸杞猪心汤

材料·

猪心250克，当归5克，
枸杞3克，红枣10克，
盐、白胡椒粉、葱、
姜、料酒各适量。

做法·

1. 将猪心洗净，切成薄片，浸泡在水中。
2. 锅中加入适量水，烧开，放入猪心片，加葱、姜、料酒，去血水后捞出洗净。
3. 处理后的猪心片放入砂锅中，加入洗净的当归、枸杞、红枣，加水适量，大火烧开，转小火炖90分钟。
4. 猪心熟透后，调入适量盐和白胡椒粉即可。

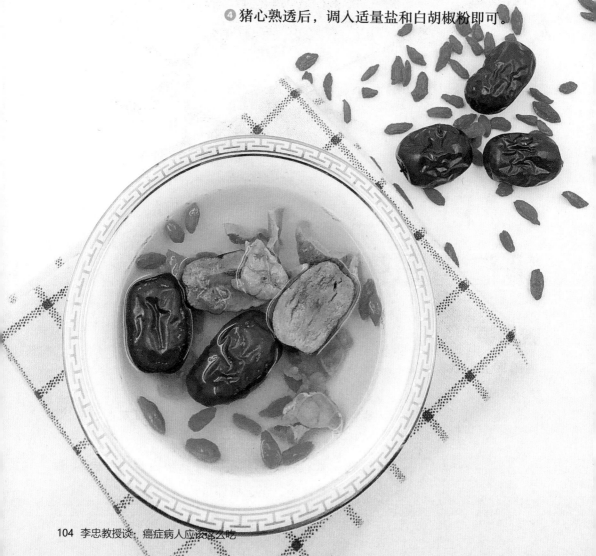

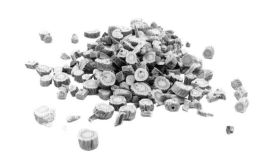

黄芪

黄芪多糖促进免疫细胞活化，杀伤癌细胞

> 黄芪味甘，性微温，入脾、肺经，具有补气升阳、益卫固表、托毒生肌、利水退肿等功效。

黄芪中的黄芪多糖是主要的活性成分之一，可增强机体免疫力，改善因肿瘤而致的机体免疫功能低下，促进免疫细胞活化释放内源因子，防止过氧化作用，进而杀伤癌细胞，抑制癌细胞的生长。黄芪多糖是一种干扰素诱导剂，能刺激巨噬细胞和T细胞，促进内源性干扰素生成，达到抗癌的目的。

黄芪能提高血浆中环磷酸腺苷的含量，抑制癌细胞生长，甚至使癌细胞逆转。还能增加白细胞数量，显著提高单核巨噬细胞的吞噬能力，抑制癌细胞的发展。

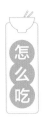

黄芪以"补气诸药之最"著称，用于各种肿瘤虚证，也可用于肿瘤术后及放化疗期间，常与党参、当归、猪苓等配伍应用。可以直接生吃，也可泡茶代茶饮，还可以熬粥、煲汤食用。

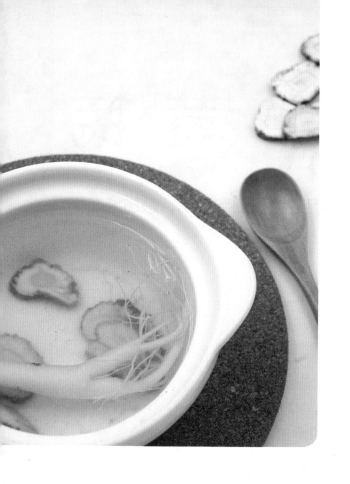

黄芪人参茶

🍄材料·

黄芪、人参各6克。

🍲做法·

将黄芪、人参一起放入杯中，倒入沸水，盖上杯盖闷泡8分钟左右，即可饮用。

黄芪粥

🍄材料·

黄芪50克，大米100克，红糖适量。

🍲做法·

❶ 将黄芪洗净，煎煮，去渣取汁；大米洗净，用水浸泡30分钟。

❷ 将大米放入锅中，加适量水，大火烧开转小火熬煮，米熟时加入黄芪汁继续熬煮，熬至粥黏稠时加入适量红糖，搅匀即可。

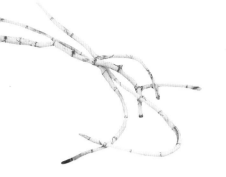

鱼腥草

鱼腥草素增强免疫细胞活性，抑制癌细胞生长

鱼腥草味辛，性微寒，入肺经，具有清热解毒、利尿排脓等功效。

鱼腥草中含有鱼腥草素，能增加白细胞的吞噬能力，提高机体的免疫力，抑制癌细胞的分裂和增殖，有效对抗癌症。

鱼腥草中还含有槲皮素，能清除氧自由基，抑制癌细胞增殖，对抗致癌因子，增加对抗癌药的敏感性，具有显著的抗癌活性。

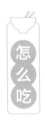

鱼腥草用于肺癌热毒壅盛型，常与蒲公英、白花蛇舌草、龙葵等配伍。也可用于鼻咽癌、喉癌、乳腺癌等病人，与赤小豆、葶苈配伍可用于癌性胸腹水。鱼腥草可以单独泡茶喝，也可与其他食材一起泡茶饮用。与其他食材搭配炖汤喝，抗癌效果也较好。

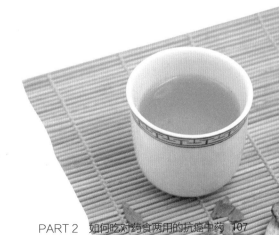

猪肺鱼腥草红枣汤

材料·

猪肺250克，鱼腥草10克，红枣5克，盐适量。

做法·

1. 将猪肺洗净后切块；鱼腥草、红枣分别洗净。
2. 锅置火上，加入适量水，倒入处理好的猪肺和红枣，煮沸后去浮沫，转为小火煮1小时，加入鱼腥草再煮10分钟，加盐调味即可。

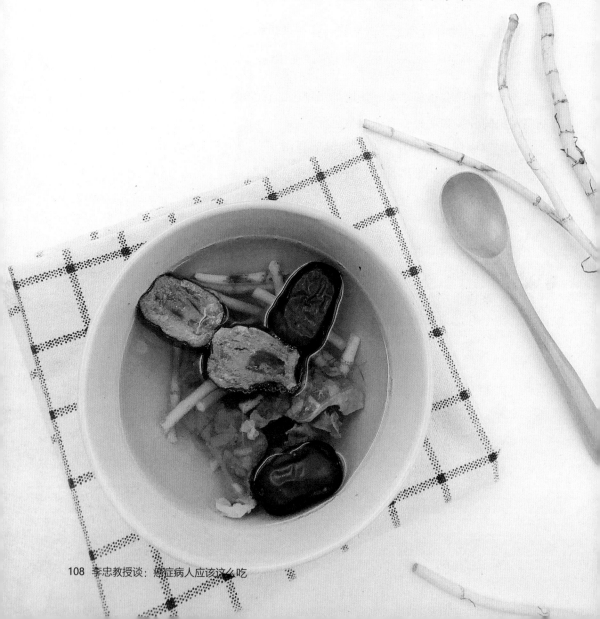

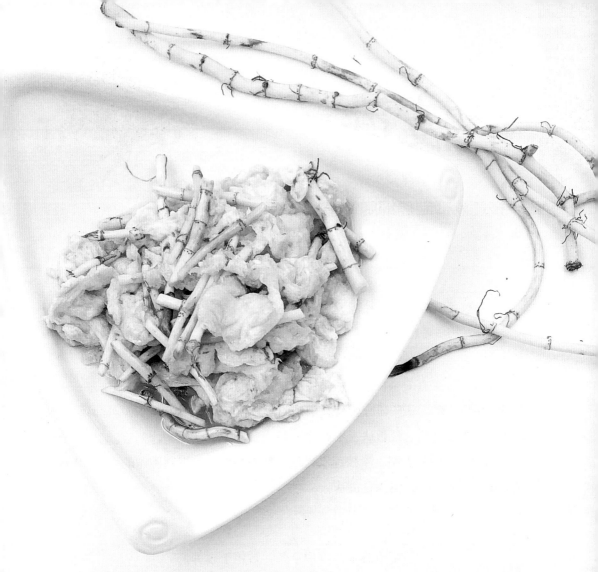

鱼腥草炒鸡蛋

材料·

鱼腥草200克，鸡蛋2个，葱、盐各适量。

做法·

1. 将鱼腥草洗净，切成小段；鸡蛋打散。
2. 锅置火上，倒油烧热，下入蛋液翻炒，盛出。
3. 锅中留底油，加入葱花煸香，再放入鱼腥草翻炒，快熟时放入鸡蛋，加盐调味，炒匀即可。

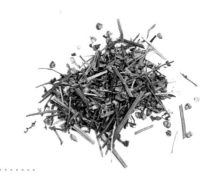

半枝莲

半枝莲素抑制癌细胞增殖

半枝莲味辛、苦，性寒，入肺、肝、肾经，具有清热解毒、散瘀活血、利尿等功效。

半枝莲中含有的半枝莲素，是一种黄酮类化合物，能抑制癌细胞增殖，从而达到抗癌的目的。临床研究发现，半枝莲素对晚期肿瘤有改善功效，同时也有抑制肿瘤生长和转移、延长病人生命的作用。

现代药理研究表明，半枝莲水提物和醇提物能直接抑制肿瘤的生长和增殖，诱导肿瘤细胞凋亡，清除自由基。

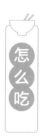

半枝莲配伍其他抗癌中草药，常用于多种癌症的治疗中。例如，配伍白花蛇舌草、猕猴桃根治疗胃癌；配伍半边莲、龙葵、七叶一枝花等治疗肝癌；配伍白花蛇舌草，用于肺癌、鼻咽癌、直肠癌、口腔癌等放化疗期间使用。

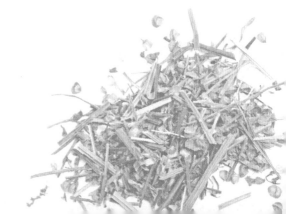

薏苡菱角半枝莲汤

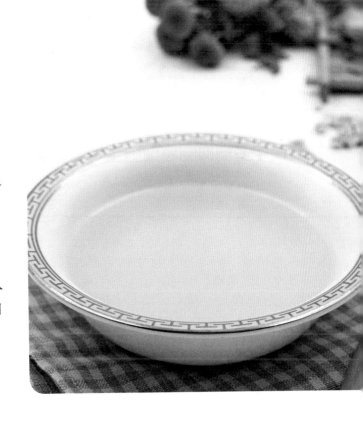

材料·

薏苡仁、菱角、半枝莲各30克。

做法·

将药材洗净后放入锅内，加入适量水煎煮，去渣取汤，每日分2次服用。

半枝莲蜜饮

材料·

半枝莲60克，蜂蜜适量。

做法·

将半枝莲洗净，切段，放入砂锅中，加水煎煮2次，每次30分钟。合并煎液，温度降至温热时根据个人口味加入蜂蜜调匀即可。

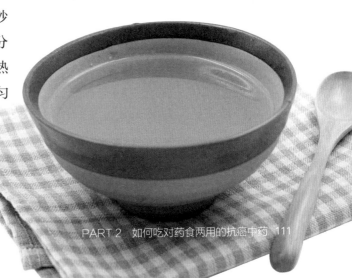

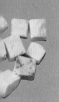
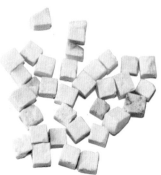

茯苓

茯苓多糖抑制癌细胞生长，激活免疫细胞活性

> 茯苓味甘、淡，性平，入心、脾、肾经，具有利水渗湿、健脾安神等功效。

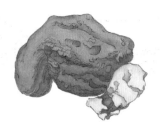

茯苓多糖是茯苓所含的主要有效抗癌成分，能明显抑制肉瘤的生长，抑制率可达95%以上，并可阻止宫颈癌癌细胞的转移。茯苓多糖还能激活T细胞和B细胞，增强机体的免疫力，提高巨噬细胞的吞噬能力，诱导癌细胞凋亡，从而起到抗癌的功效。

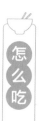

怎么吃

茯苓可用于各类中晚期癌症，以及癌症放化疗后，多配伍其他药物共同使用。按照医生的处方，将茯苓和其他药材一起煎汤或制成丸散服用，可减少茯苓引起的不良反应，更好地发挥抗癌的作用。茯苓还可以与其他食材一起，熬粥、做茶饮、制成面点以及制作茯苓膏等食用。

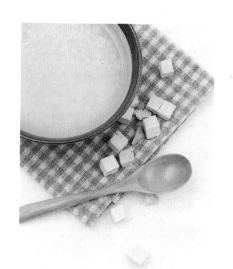

茯苓粥

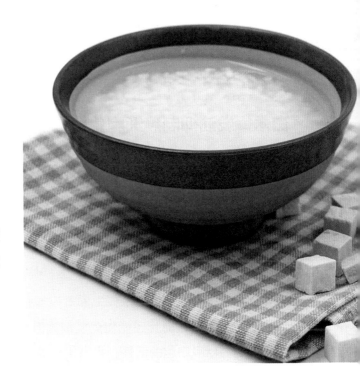

材料·

大米50克，茯苓5克。

做法·

1. 将茯苓洗净，水煎取汁。
2. 大米洗净后浸泡30分钟。
3. 锅置火上，加入茯苓汁和适量清水，大火煮开后放入大米，转至小火熬至粥稠即可。

茯苓红小豆粥

材料·

白茯苓粉20克，红小豆、大米各50克。

做法·

1. 将红小豆、大米分别洗净，红小豆浸泡6小时，大米浸泡30分钟。
2. 将泡好的红小豆和大米放入锅内，加入适量水，大火烧开后转小火熬煮。
3. 待红小豆烂熟后，放入白茯苓粉，搅拌均匀，再熬煮片刻即可。

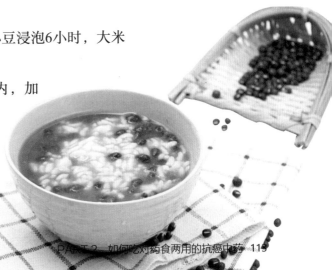

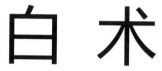

白 术

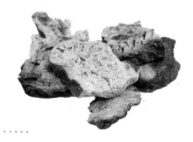

白术挥发油抑制癌细胞生长，提高免疫力

> 白术味苦、甘，性温，入脾、胃经，具有补气健脾、燥湿利水、止汗安胎等功效。

研究发现，白术挥发油对癌细胞的生长有显著的抑制作用，而且还能使免疫细胞因子水平升高，提高巨噬细胞的活性，提高机体的非特异性免疫功能。

白术中含有多糖物质，对免疫系统有调节功能，显著刺激淋巴细胞增殖、抗体的产生和细胞因子的分泌，有效对抗癌症。

白术对于因化疗或放疗引起的白细胞下降有调节作用，可增加体内白细胞的数量，缓解癌症病人放化疗后的不良反应。

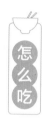

白术可用于治疗胃癌、食管癌、肝癌、胰腺癌、大肠癌等，与其他抗癌药材配伍发挥抑制癌细胞发展、调节机体免疫能力的功效，也可搭配其他食材煲汤做成药膳、泡茶代茶饮。

白术抗癌茶

材料·

白术10克，甘草1～2片，绿茶包1包。

做法·

将白术和甘草洗净，与绿茶包一同放入杯中，倒入热开水，盖上杯盖闷20分钟，将茶包取出即可饮用。每日饮用2～3次，不可空腹喝，以免绿茶伤胃。

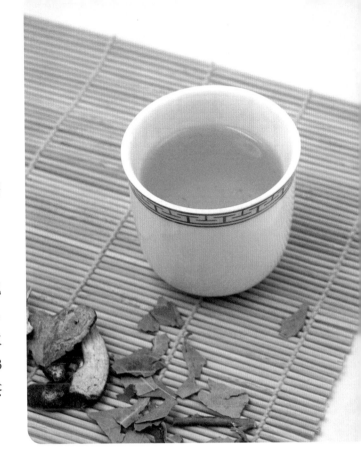

白术香酥饼

材料·

白术10克，陈皮10克，鸡蛋2个，面粉300克，小苏打、油、白糖、香精各适量。

做法·

❶ 将白术、陈皮水蒸后研成碎末；将鸡蛋打至起泡，加入适量小苏打、油、白糖和香精，拌匀。

❷ 蛋液与白术末、陈皮末和面粉揉和，捏成油酥面团。

❸ 将面团摊成薄饼，放在油锅内煎烤至表面金黄色即可，约15分钟。可作早、晚餐主食。

补骨脂

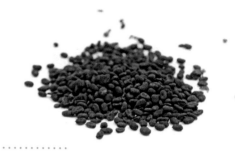

多种抗癌成分清除自由基，防止细胞癌变

> 补骨脂味苦、辛，性大温，入肾、脾经，具有补肾壮阳、温脾止泻、固精缩尿等功效。

补骨脂中补骨脂酚、补骨脂异黄酮、补骨脂定具有较强的抗氧化活性，能激活抗氧化物酶的活性，清除自由基，保护细胞免受自由基的侵袭，减少癌变的发生率。

补骨脂素和异补骨脂素是补骨脂中主要的抗癌有效成分，对肉瘤、艾氏腹水瘤、肝癌和胃癌等癌细胞的生长有较强的抑制作用，抗癌功效显著。

现代药理学研究证实，补骨脂有升高白细胞的作用，可增加体内白细胞数量，用于治疗放疗、化疗后的白细胞减少症有独特的疗效。

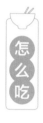

补骨脂可用于骨肉瘤、骨转移瘤、肝癌、胃癌、食管癌等治疗。除与其他抗癌药材配伍使用外，还可煎汤饮用，搭配一些家常食材，有效发挥其抗癌作用。

补骨脂墨鱼汤

材料·

补骨脂9克，墨鱼50克，红枣2
个，葱花、姜末、盐、味精各
适量。

做法·

① 将墨鱼处理干净后切丝。
② 补骨脂洗净后，水煎取汁，
去渣，放入墨鱼、红枣，熬
煮至墨鱼熟后，加入葱花、
姜末、盐、味精调味即可。

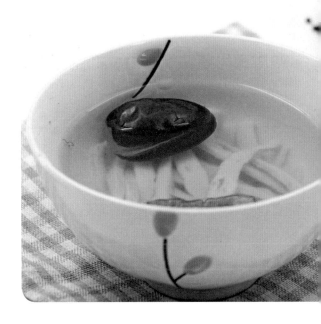

加味板栗炖牛肉

材料·

牛肉500克，板栗100
克，大枣20个，补骨
脂15克，葱花、姜末、
酱油、盐、味精各
适量。

做法·

① 将补骨脂洗净后，用水煎2次，合并药液500
毫升。
② 将牛肉洗净后切块。
③ 锅置火上，倒油烧热，加入葱花、姜末、酱油
煸炒后，放入砂锅中，加入补骨脂药液、去壳
板栗、大枣，小火炖煮至肉熟烂，加盐和味精
调味即可。

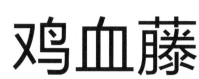

鸡血藤

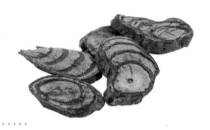

诱导癌细胞凋亡，抑制癌细胞生长，升高白细胞

鸡血藤味苦、微甘，性温，入肝经，具有补血活血、舒筋活络等功效。

鸡血藤中主要含有黄酮类、酚类、甾醇类及三萜类化合物等活性成分。研究发现，鸡血藤能诱导癌细胞凋亡，阻滞癌细胞周期，抑制癌细胞的生长和转移，而且还有抗噬菌体作用，具有抗癌功效。

鸡血藤具有升白细胞的作用，可提高机体内白细胞的数量，对于治疗因放疗、化疗引起的白细胞减少症有明显效果。

鸡血藤的主要药用价值是补血行血、通经活络，既能活血，又能补血，对血瘀、血虚之证均适用。常吃鸡血藤能防治血瘀，从而有效预防癌症。

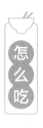

鸡血藤可用于治疗肠癌、骨癌、肝癌、胃癌、白血病等，以及放疗、化疗所致的白细胞减少症。

鸡血藤黄芪大枣汤

材料

鸡血藤30克，黄芪15克，大枣5个。

做法

将鸡血藤、黄芪、大枣洗净后放入锅中，加适量水，熬汤饮用。每天喝一次。

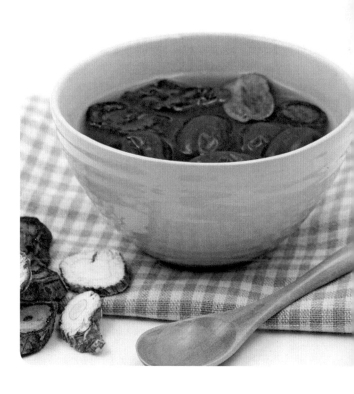

鸡血藤乌鸡汤

材料

乌鸡1只，鸡血藤80克，大枣5个，姜、盐各适量。

做法

❶ 将鸡血藤洗净，切碎；大枣洗净，去核；乌鸡去毛、去肠杂，洗净后切块。

❷ 将鸡块在开水中煮5分钟，取出过冷水。

❸ 将鸡血藤、大枣、乌鸡块和姜放入砂锅中，加适量水，大火烧开后转小火，煲煮2小时，加入盐调味即可。

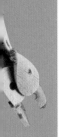

藤梨根

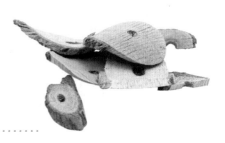

杀伤癌细胞，提高免疫力，对抗消化系统癌症

> 藤梨根味淡、微涩，性凉，入肝、胆、胃经，具有清热解毒、健胃利湿等功效。

　　研究发现，藤梨根的提取物对癌细胞有明显的杀伤作用，通过抑制癌细胞的生长和转移、诱导细胞凋亡、阻滞癌细胞的细胞周期、提高机体的免疫能力，来实现其抗癌作用。

　　目前发现，藤梨根对胃癌、食管癌、结肠癌、肝癌等消化系统癌症有显著的抗癌功效，对肺癌、肉瘤、黑色素瘤也有明显的抑制作用。

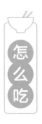

　　藤梨根常与半枝莲、野葡萄根、凤尾草、蚤休等配伍应用，也可与其他食材一起煲汤食用。

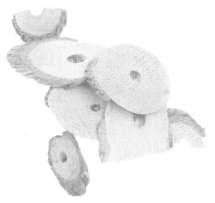

藤梨根鸡蛋

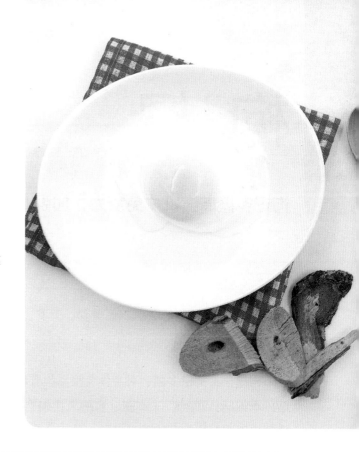

材料·

藤梨根50克，鸡蛋1个。

做法·

将藤梨根洗净后浓煎取汁，藤梨根汁大火煎沸，打入鸡蛋，煮成溏心蛋，当点心吃。

薏苡仁藤梨根鸡蛋汤

材料·

薏苡仁、藤梨根各50克，鸡蛋1个。

做法·

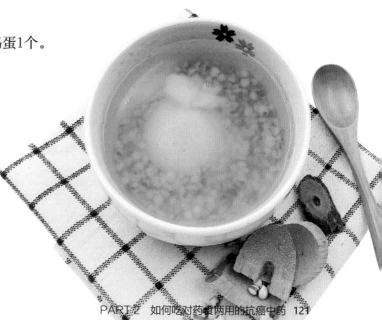

1 将薏苡仁、藤梨根洗净后，放入锅内，加适量水煎煮，去渣取汁。

2 将薏苡仁藤梨根汁倒入锅内，煮沸后打入鸡蛋，煮熟后食蛋饮汁。

枸 杞

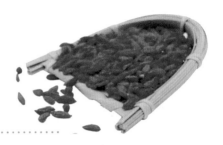

枸杞多糖增强机体免疫力，加强对抗癌药的敏感性

> 枸杞味甘，性平，入肝、肾经，具有滋补肝肾、养肝明目等功效。

枸杞含有枸杞多糖，对身体免疫系统有调节作用，能提高机体的免疫力，激活巨噬细胞、T细胞、B细胞、自然杀伤细胞等免疫细胞，促进细胞因子的产生，增强癌细胞对抗癌药物的敏感性，从而达到抗癌的目的。

枸杞中含有丰富的微量元素锗，锗进入人体后可诱导体内干扰素的产生，从而增强干扰素对癌细胞的抑制和清除作用。

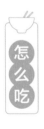

怎么吃

枸杞可以直接嚼着吃，但嚼服的量不宜过多。枸杞还可以泡茶代茶饮，也可以同其他食材一起煮粥、煲汤等食用。

枸杞茶

🌿材料·

枸杞10克。

🍲做法·

将枸杞洗净，放入杯中，加入适量沸水，待温度降至温热时即可饮用。

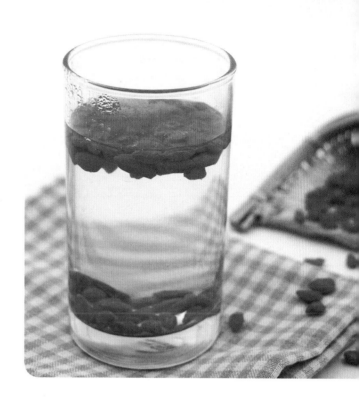

红枣枸杞黑豆浆

🌿材料·

红枣2个，枸杞6克，黑豆50克。

🍲做法·

❶ 将黑豆用水浸泡10～12小时，洗净；红枣洗净后去核；枸杞洗净，用水泡软。

❷ 将处理好的黑豆、红枣、枸杞一起放入豆浆机中，加适量水，启动豆浆机程序，待豆浆制作完成后，过滤倒入杯中即可。

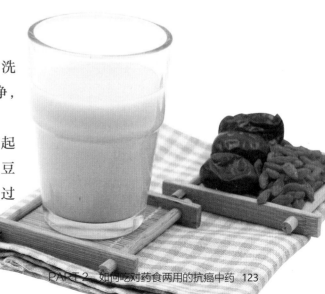

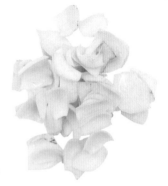

百合

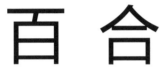

多种生物碱增强单核细胞吞噬能力，升高白细胞

> 百合味甘、微苦，性微寒，入心、肺经，具有润肺止咳、宁心安神等功效。

百合含有多种生物碱，能促进和增强单核细胞系统的吞噬功能，提高机体的免疫力，有效对抗癌症。而且能有效预防白细胞减少，升高血细胞，对癌症病人放化疗后白细胞减少症有治疗作用。

百合具有安神功效，《日华子本草》上说，它能"安心、定胆、益志"，对失眠、多梦症状有较好的缓解作用，适用于失眠的癌症病人。

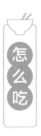

鲜百合煮汤饮用，或用干百合同其他食材熬粥，都有助于增强机体免疫力，缓解放化疗的不良反应，有效对抗癌症。

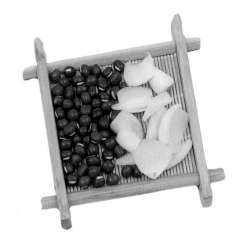

百合鲫鱼汤

⚘材料·

鲫鱼400克，干百合10克，盐、胡椒粉各适量。

🍲做法·

❶ 干百合去掉杂质，浸泡在水中30分钟。

❷ 将鲫鱼去鳞、去腮、去内脏，洗净。

❸ 锅置火上，倒油烧热，将处理好的鲫鱼放入锅中稍煎片刻，加入适量水，煮沸后去掉浮沫，去渣留汤。

❹ 将鲫鱼、百合和鱼汤一起放入砂锅中，煮至鱼熟汤白，加入盐、胡椒粉调味即可。

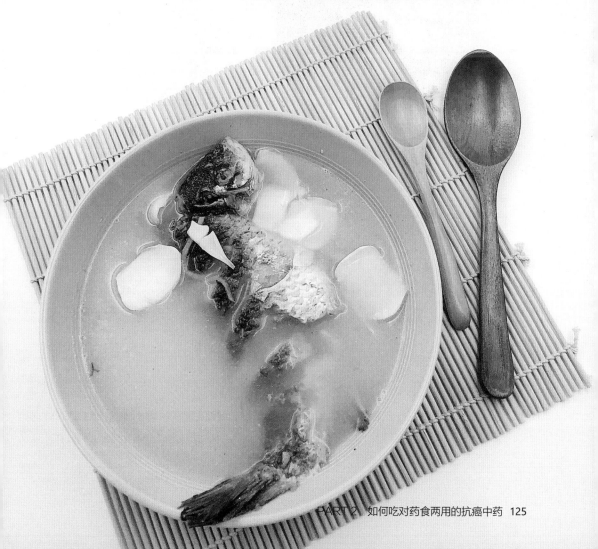

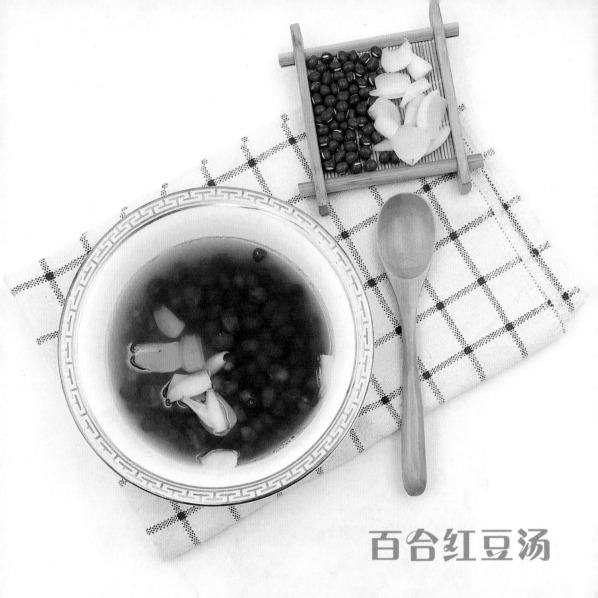

百合红豆汤

材料·

红豆50克，干百合5克，莲子30克，陈皮2克，冰糖适量。

做法·

1. 将红豆和莲子分别洗净，用清水浸泡2小时，莲子去心；干百合去掉杂质，泡发后洗净；陈皮洗净。

2. 将红豆放入锅中，加入适量水，大火烧沸后转小火熬煮约30分钟。

3. 放入莲子和陈皮，继续熬煮40分钟，加百合熬煮10分钟后，放入适量冰糖，煮至冰糖化开，搅匀即可。

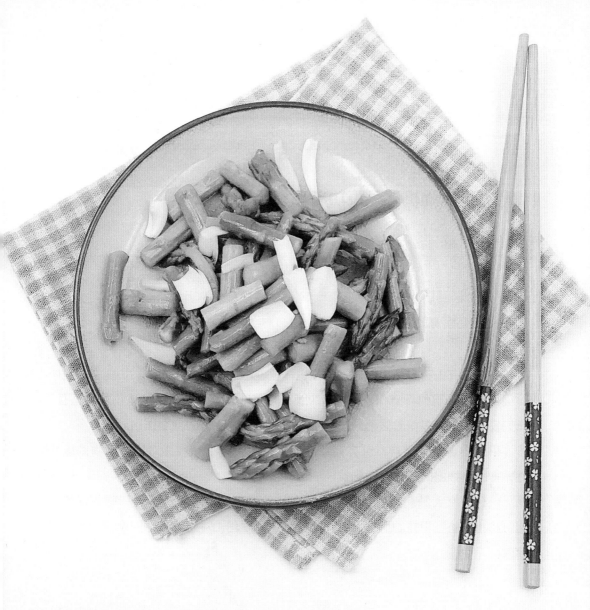

芦笋炒百合

🍄 材 料·

芦笋400克，百合1颗，
盐适量。

🍲 做 法·

① 将芦笋洗净，切片，在沸水中焯熟；百合剥成
　片，洗净。

② 锅置火上，倒油烧热，放入百合大火快炒，再
　放入芦笋，迅速炒匀，加盐调味即可。

山 药

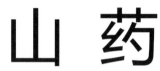
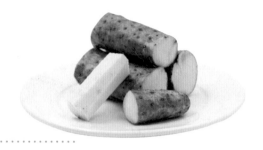

山药多糖增强机体免疫功能

> 山药味甘，性平，入脾、肺、肾经，具有益气养阴、健脾补肺、益胃补肾等功效。

山药含有山药多糖，能通过增强机体免疫功能发挥抗癌功效。山药多糖能明显促进巨噬细胞的吞噬作用，提高T细胞的增殖能力，增强自然杀伤细胞活性。研究发现，山药多糖对黑色素瘤细胞和肺癌细胞有明显的抑制作用。

山药中含有锗元素，可提高对癌细胞的吞噬能力，增强对抗癌药物的敏感性，抑制癌细胞的转移，达到抗癌的目的。

山药含有大量黏蛋白，是多糖蛋白质的混合物，对人体具有特殊的保健作用，防止脂肪沉积在心血管上，预防动脉粥样硬化，对防治慢性病癌变有很好的疗效。

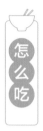

怎么吃

山药适宜各类癌症病人食用，可单独蒸或煮熟吃，熬粥、榨汁，也可与其他食材一起炒菜吃。

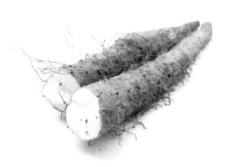

山药南瓜
小米糊

材料·

小米50克，南瓜80克，山药30克。

做法·

❶ 将南瓜去皮、去瓤后切片；小米浸泡2小时后捞出洗净；山药去皮后洗净，切块。

❷ 将处理好的南瓜、小米和山药放入豆浆机中，加适量水，启动"米糊"程序，做好后盛入碗中即可。

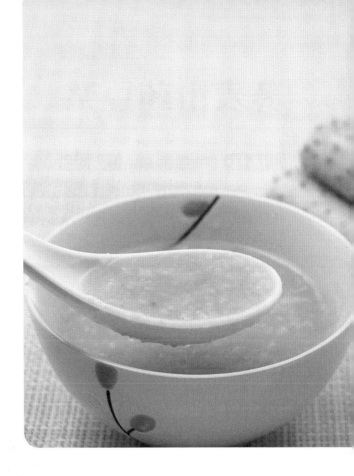

材料·

红薯、山药各50克，大米100克。

红薯山药粥

做法·

❶ 将红薯、山药分别洗净，去皮，切成小块；大米洗净后用水浸泡30分钟。

❷ 将处理好的红薯、山药和大米一同放入砂锅中，加水适量，大火煮沸，转用小火熬煮至粥稠即可。

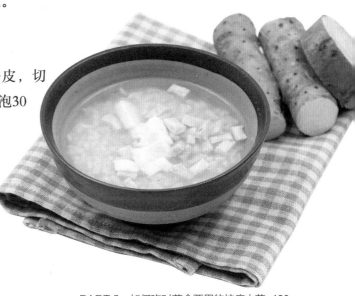

荞麦山药豆浆

山药、红豆各50克，
荞麦60克。

🍲做 法·

① 将红小豆洗净后，用清水浸泡6～8小时；荞
麦洗净后浸泡2小时；山药去皮、洗净，切成
小块。

② 将处理好的红小豆、荞麦、山药倒入豆浆机中，
加适量水，启动豆浆机程序，待豆浆做好后过
滤，倒入杯中即可。

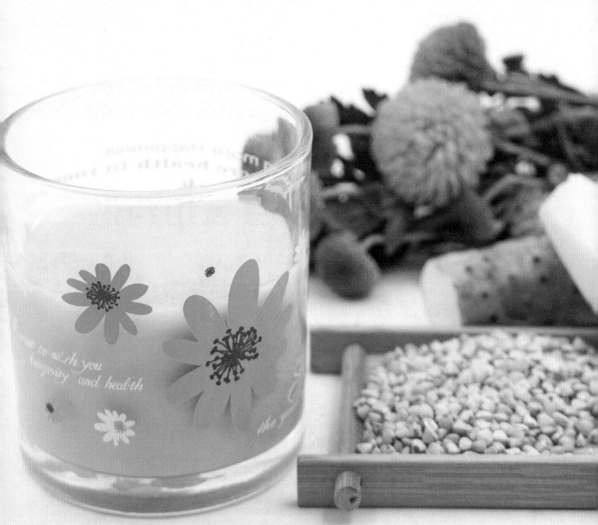

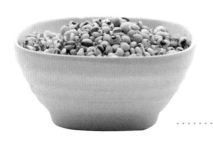

薏苡仁

阻止癌细胞分裂，诱导癌细胞凋亡

薏苡仁味甘、淡，性微寒，入脾、胃、肺经，具有利水渗湿、健脾除痹、清热排脓等功效。

薏苡仁中主要的抗癌活性成分是脂肪酸和脂类化合物。研究发现，薏苡仁的提取物可阻止癌细胞分裂，抑制癌细胞增殖，诱导癌细胞凋亡，还能增强机体对抗癌药物的敏感性，增强机体的免疫力，有效对抗癌症。

薏苡仁中的有效成分能显著提高机体的免疫功能，减少放化疗对病人产生的不良反应，缓解疼痛，对白细胞减少、体质虚弱、食欲缺乏等症状有较好的疗效。

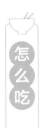

怎么吃

薏苡仁可用于肺癌、肠癌、宫颈癌、绒毛膜上皮癌等癌症的辅助治疗。薏苡仁在烹调前需要去杂质，洗净，并用水浸泡，如果是煮粥，应该把泡薏苡仁的水同薏苡仁一同放入锅内熬煮，这样可以避免薏苡仁中抗癌有效成分的流失。

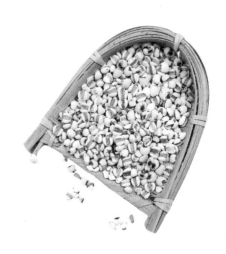

薏苡仁冬瓜瘦肉汤

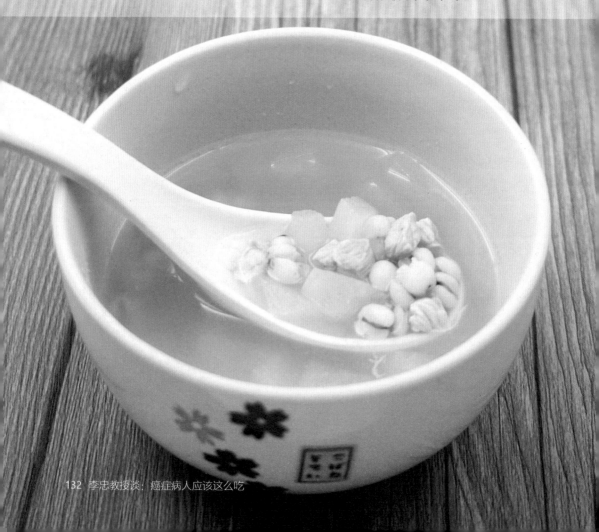

材料·

瘦猪肉100克，冬瓜
200克，薏苡仁30克，
葱、姜、盐、胡椒粉
各适量。

做 法·

❶ 将冬瓜洗净，去皮后切块；瘦猪肉洗净后切块，放入沸水中焯一下，捞出备用；薏苡仁洗净后浸泡2小时。

❷ 锅置火上，将处理好的瘦猪肉和薏苡仁放入锅内，加适量清水，大火煮开后转为小火，盖上锅盖煮40分钟。

❸ 然后放入切好的冬瓜块，加入葱、姜，煮至冬瓜熟烂，加入盐和胡椒粉调味即可。

玉米薏苡仁粥

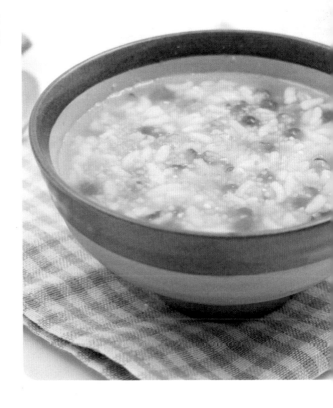

材料·

玉米渣、薏苡仁各50克，红豆、大米各3克。

做法·

1. 将玉米渣、薏苡仁、红豆、大米洗净，用清水浸泡4小时。
2. 锅置火上，加适量水烧开，放入泡好的玉米渣、薏苡仁、红豆和大米，大火煮开后转小火熬煮，煮至米烂熟即可。

核桃薏苡仁粥

材料·

薏苡仁100克，核桃仁20克，黑芝麻10克，白糖适量。

做法·

1. 将薏苡仁洗净后浸泡2小时。
2. 锅中倒入适量水，下入薏苡仁和核桃仁，大火烧开后改小火熬煮，熬至粥浓稠时盛入碗中，撒入黑芝麻即可。可根据个人口味加入适量白糖。

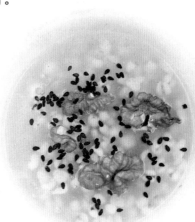

大枣

三萜类化合物抑制癌细胞增殖和转移

> 大枣味甘，性温，入脾、胃经，具有补中益气、养心安神、滋养阴血等功效。

大枣含有三萜类化合物，能抑制癌细胞增殖，阻止癌细胞的转移和扩散，诱导癌细胞凋亡，抑制癌细胞新生血管的生成，有效对抗癌症。

大枣中含有的环磷酸腺苷，能有效阻止人体中致癌物亚硝酸盐类物质的生成，从而抑制癌细胞的形成与增殖，还可促进癌细胞向正常细胞的转化，具有显著的抗癌功效。

大枣中维生素C含量丰富，能提高机体的免疫力，清除氧自由基，防止正常细胞癌变，发挥抗癌的作用。

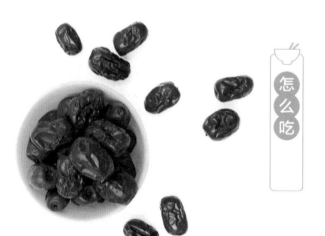

怎么吃

大枣可每日鲜食，提高身体免疫力，抑制癌细胞生长。也可用大枣来煮粥、煲汤食用，如用于熬煮，最好将大枣剖开，分为3～5块，有利于有效成分释放出来，更好地被吸收。

小米红豆大枣粥

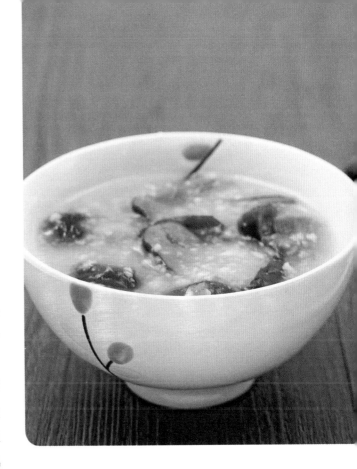

材料·

小米50克，大枣2个，红豆10克。

做法·

❶ 将小米洗净；大枣洗净后去核，切成小块；红豆洗净后浸泡2小时。

❷ 锅置火上，放入小米、大枣和红豆，加入适量清水，大火烧开后转为小火，煮至米粒开花、大枣肉软、红豆熟烂即可。

桂圆红枣粥

材料·

桂圆肉20克，红枣10个，大米100克，红糖适量。

做法·

❶ 将桂圆肉去杂质，洗净；红枣洗净后去核；大米洗净后用清水浸泡。

❷ 锅置火上，加适量水烧开，放入大米、桂圆肉和红枣，大火煮沸后转小火熬煮，至粥黏稠时加入红糖搅匀即可。

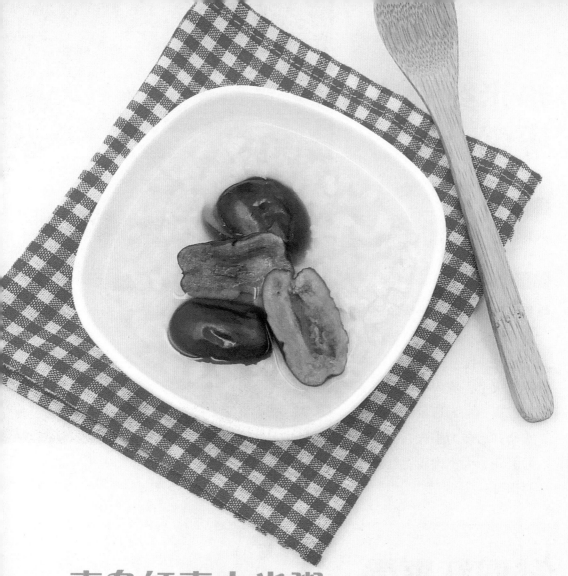

麦冬红枣大米粥

🌸 材料·

麦冬10克，大米100克，红枣、冰糖各适量。

🍲 做法·

❶ 麦冬洗净后，煎煮取汁；红枣洗净；大米洗净，用水浸泡30分钟。

❷ 锅中放入大米和适量水，大火烧沸后转小火熬煮，倒入麦冬汁。

❸ 待粥煮熟时放入红枣和适量冰糖，小火煮至粥稠即可。

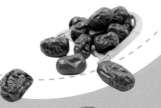

PART 3

癌症治疗期间的
饮食调养

手术前，加强营养储备

癌症切除手术对机体是有较大创伤的，对癌症病人的身体状况要求较高。手术前加强营养储备，使病人有较好的体质，可以保证手术的顺利进行。术后一段时间病人不能正常进食，伤口的愈合和组织的再生都需要营养，所以术前的营养储备也是病人康复的必要条件。

▼ 补充蛋白质，控制脂肪

蛋白质能为身体提供能量，增强机体的免疫能力。如果身体内蛋白质储备不足，会导致免疫力下降，不利于手术顺利进行。癌症病人在手术前，每天需摄入75克蛋白质。

较消瘦的病人，应该适当增加蛋白质和能量的摄入，补充高能量、高蛋白质、高维生素的膳食，在手术前短时间内增加体重，为手术的顺利进行及术后康复做好营养储备。

较肥胖的病人，给予高蛋白质、低脂肪的膳食，在储备部分蛋白质的同时，消耗体内过多的脂肪，体脂过多会影响术后伤口的愈合。

▼ 不同类型癌症病人饮食要求各不同

肝、胆、胰腺部位的癌症病人需低脂饮食，而胃肠道癌症病人则应进食少渣流食或半流食，减少胃肠道内的残渣。胃肠道及腹部癌症的病人，术前3～5天应停用普通膳食，改为少渣的半流食，避免摄入高纤维、易胀气的食物。术前1～2天，改为流食，术前一天晚上禁食。

对于其他类型癌症病人，手术前的饮食没有特殊的限制。但在手术前12小时应禁食，术前4～6小时禁水，以防止麻醉或手术过程中呕吐导致吸入性肺炎或窒息，胃肠道内积存较多食物也会影响手术的顺利进行。

滑蛋牛肉粥

🍲材料·

牛肉50克，鸡蛋1个，大米100克，姜末、葱末、香菜末、盐、水淀粉各适量。

🍲做法·

① 将牛肉洗净后切片，用盐和水淀粉将牛肉片抓匀，腌制30分钟。

② 锅置火上，放入洗好的大米和适量水，大火烧沸后转小火熬煮成粥。

③ 粥煮熟时，加入牛肉片，将鸡蛋打入锅中搅拌，放入葱末、姜末、香菜末，再加入盐调味即可。

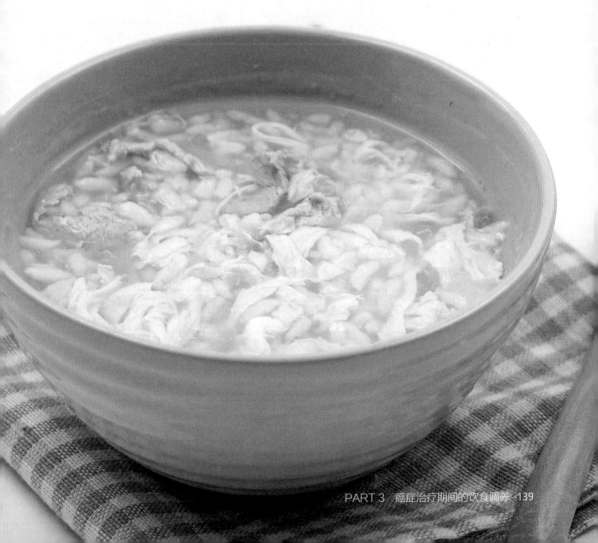

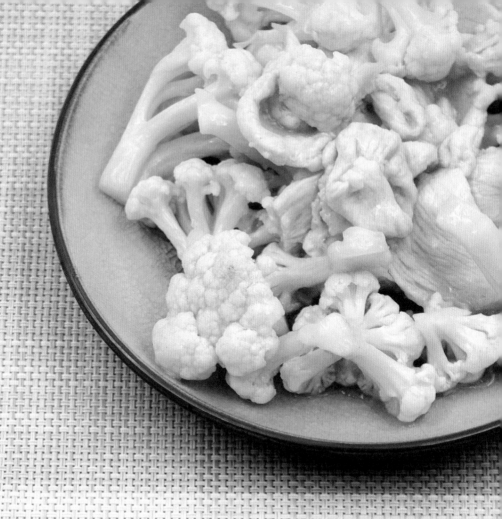

鸡肉炒菜花

材料

鸡胸肉100克，菜花150克，胡萝卜50克，葱花、盐、水淀粉各适量。

做法

1. 将菜花洗净后掰成小朵，用沸水焯一下后捞出备用。鸡肉洗净后切成小条。
2. 胡萝卜洗净后切成菱形块备用。
3. 锅置火上，倒油烧热，放入鸡肉条炒熟，加入葱花、菜花、胡萝卜翻炒均匀，倒入少许水淀粉，加盐，翻炒均匀即可。

手术后，循序渐进恢复快

经过创伤性手术后，癌症病人身体虚弱，伤口、组织都需要恢复，还要防止感染和并发症的发生，对营养的需求量大。但术后癌症病人的消化吸收能力较弱，应该循序渐进地增加营养，切忌盲目大补，才能增强免疫力，促进身体快速恢复。

▼ 术后1～2天进食流食

刚进行完手术的病人，胃肠道功能尚未恢复，消化吸收能力很弱，所以，术后1～2天，病人应进食流质食物。流食本身呈液体状态，或者在口腔内能成为液体，无渣、无刺激性，例如米汤、藕粉、牛奶、豆浆、鲜榨果汁等。

但需注意，流食所提供的能量、蛋白质和其他营养素不足，不能长期食用。

▼ 术后3～7天进食半流食

经过1～2天流食的过渡期，胃肠功能有所恢复，但消化吸收功能还未完全恢复，所以，术后3～7天，病人可用半流食。半流食为半固体食物，比较稀软，易咀嚼吞咽、易消化，少膳食纤维、刺激性小，例如大米粥、肉末粥、面片汤、蒸蛋羹、豆腐脑、乳酪等。

▼ 术后一周可进普通饮食

术后一周，病人的胃肠道功能已基本恢复，此时可通过正常的膳食补充各种营养和能量，但烹调的食物宜软烂、易消化。饮食中要补充必要的优质蛋白质和不饱和脂肪酸，增加杂粮和薯类的比例，做得软烂一些，以清淡、少食多餐为原则。病人可选用杂粮饭、花卷、包子、蔬菜、水果等。

各类营养搭配好

术后病人的饮食宜高能量、高蛋白质、高纤维素，伤口愈合、组织修复、提高免疫力需要充足的蛋白质，高能量食品可节省蛋白质的消耗。

动物脂肪不宜食用过多，应选择容易消化的能量食品，如蛋、奶、肉汤、豆制品等。

维生素是维持身体正常生命活动的必需营养，术后病人需要增加维生素的补充，才能促进伤口的愈合，增强身体免疫力，减少感染、并发症的发生。病人应多食用谷类、奶类、蛋黄、蔬菜、水果、鱼类、动物肝脏等富含维生素的食物。

手术部位不同，食物选择不同

对于不同部位手术的病人，在术后食物的选择上应该各有偏重。胸部手术后，病人可多吃宽胸利膈、止咳化痰的食物，比如大枣、莲藕、罗汉果、桂圆等。腹部手术后，病人的胃肠功能恢复较慢，需从流食到半流食，再过渡到软食，根据病人的身体情况进行缓慢过渡。

饮食中适当增加一些有收敛功效的食物或药物，如芡实、鸽肉、太子参等，能帮助敛汗，促进伤口愈合和组织修复。

术后病人体质较弱，可适当选择鸡肉、牛肉、大枣、桂圆等补气血的食物，增强病人体质。

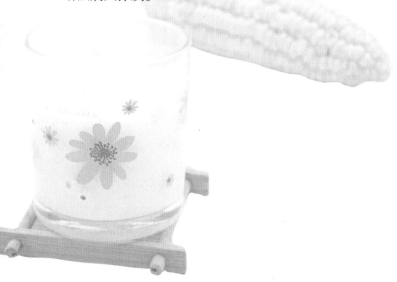

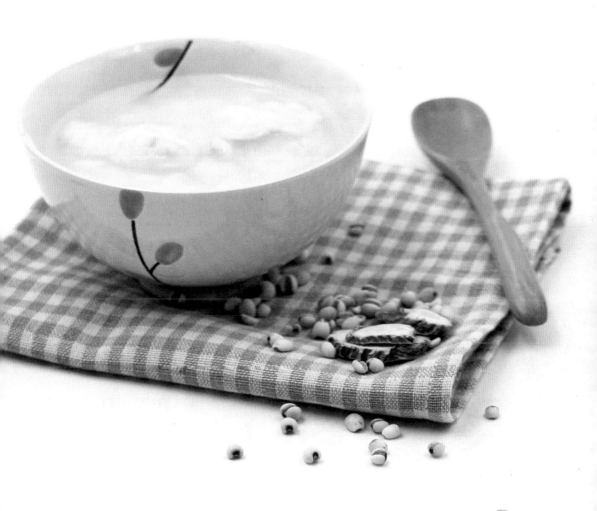

黄芪鱼片粥

材料·

黄芪150克，薏苡仁150克，鲤鱼150克，大米150~250克，葱、姜、盐、味精各适量。

做法·

1. 黄芪、薏苡仁洗净后煎煮取汁，去渣。
2. 鲤鱼洗净后，去杂，将鱼肉切片。
3. 将洗净后的大米加入黄芪薏苡仁汁中，煮至粥快熟时加入鱼片、葱丝、姜丝，调入盐和味精，搅拌均匀即可。

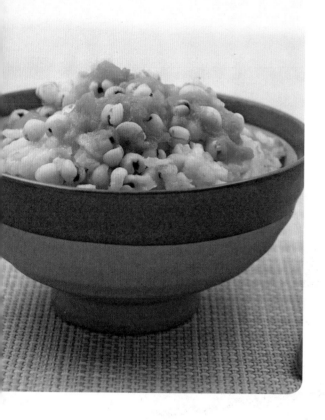

南瓜薏苡仁饭

材料·

南瓜200克,薏苡仁50克,大米100克。

做法·

❶ 将南瓜洗净,去皮、去瓤,切成小块。

❷ 薏苡仁洗净后去杂质,用水浸泡3小时。

❸ 大米洗净后浸泡30分钟。

❹ 将泡好的大米、薏苡仁和南瓜放入电饭锅中,加适量水,启动"煮饭"程序,饭蒸熟即可。

面片汤

材料·

小馄饨皮20克,青菜20克。

做法·

❶ 将小馄饨皮切成小三角状;青菜洗净后切成碎末。

❷ 锅置火上,加适量水烧开,放入面片,煮开后放入青菜末,煮沸即可。

化疗前，补益气血，增强体质

化疗是利用药物杀死癌细胞的一种治疗方法，是目前治疗癌症的最主要的手段之一。化疗药物在伤害癌细胞的同时也会伤害正常细胞，还会造成身体的一些不良反应，例如骨髓抑制即白细胞数量减少，厌食、恶心、呕吐等消化道反应，不同程度的肝损伤等。所以，化疗前应尽量多摄入营养，增强体质，保证化疗的顺利进行。

▼ 多吃补益气血、健脾补肾的食物

化疗的效果与病人体质的强弱和营养状况有明显关系。如果体质差，营养水平不高，则化疗的效果不好，毒副反应也大。

病人在化疗前，多吃些补气血、健脾肾的食物，多摄入蛋白质，对增强体质大有益处。例如大枣、山药、芝麻、桂圆、乌鸡、猪肝、牛肉、豆制品、黑木耳、黑豆、蛋、奶等，都可强壮身体，让精力充沛，为化疗提供良好的营养基础。还可以用黄芪、人参、当归、枸杞等传统补益药材来炖鸡鸭等食用。

▼ 注意补充含硒丰富的食物

硒元素能保护细胞免受氧化损伤，还能维持白细胞的稳定，提高机体免疫功能。所以，癌症病人在化疗前，应该注意多补充含硒丰富的食物，提高体内硒的含量，可有效缓解病人的化疗反应，对病人顺利完成治疗有积极的作用。

富含硒的食物主要有海产品、坚果、全谷物、小麦胚芽、蛋黄等。

▼ 均衡饮食，全面补充营养

化疗对身体的伤害比较大，除了多补充蛋白质和富含硒的食物外，还要注意均衡饮食，补充各种营养。每天应摄取250～400克谷薯类，300～500克蔬菜类，200～350克水果类，40～75克畜禽肉，40～75克水产品，40～50克蛋类，300克奶及奶制品，25～35克大豆及坚果类。

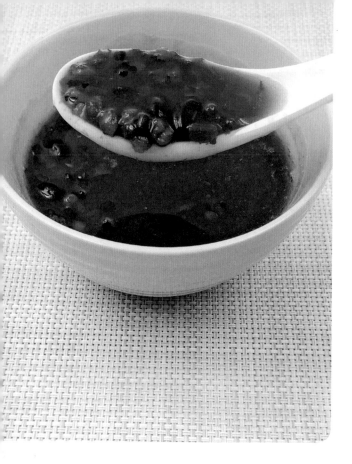

黑豆紫米粥

材 料·

黑豆50克，紫米75克，白糖
适量。

做 法·

1. 将黑豆和紫米洗净，用水浸
   泡4小时。
2. 锅置火上，加入适量水，大
   火烧开，倒入泡好的黑豆和
   紫米，煮沸后转小火熬煮1
   小时至粥熟，根据个人口味
   拌入白糖即可。

赛螃蟹

材 料·

鸡蛋3个，葱末、姜末、蒜末、白
糖、醋、料酒、生抽、盐各适量。

做 法·

1. 将鸡蛋清和鸡蛋黄单独分离出来，
   分别置于两个碗中，将蛋黄搅匀。
2. 葱末、姜末、蒜末、白糖、醋、
   料酒、生抽、盐放入碗中，搅匀
   后放置15分钟。
3. 将蛋清和蛋黄分别炒至半凝固状
   盛出，将调料汁均匀淋在其上
   即可。

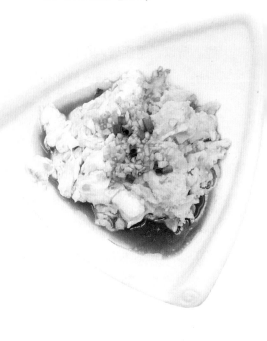

西红柿炖豆腐

🌸材料·

西红柿2个，豆腐400
克，盐适量。

🍲做 法·

① 将西红柿洗净，切片；豆腐洗净，切块。
② 锅置火上，倒油烧热，下入西红柿片，小火煸
炒至西红柿呈汤汁状。
③ 下入豆腐块，加适量水和盐，大火烧开后转小
火慢炖，约30分钟收汤汁即可。

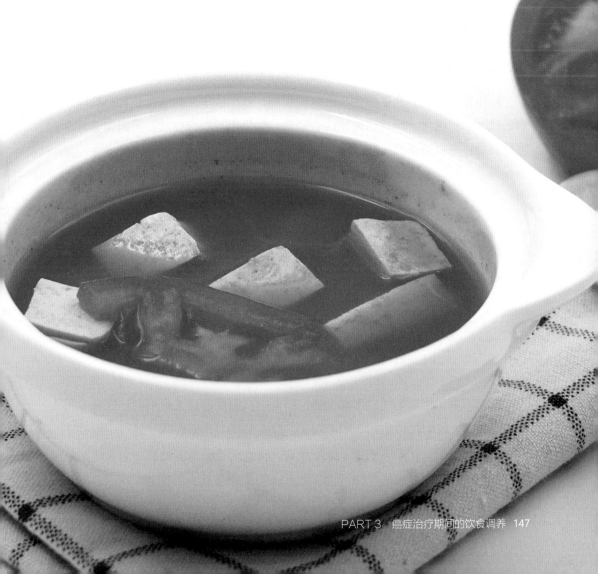

化疗中，按不同反应选择饮食

化疗作为一种较强烈的攻邪方式作用于人体，必然会造成体内气血亏虚、脏腑功能失调，进而出现不同程度的毒副反应。针对化疗过程中常见的不同的不良反应，就要采取不同的饮食对策。

▼ 消化道不适，多吃易消化、开胃的食物

病人出现食欲减退、恶心、呕吐等肠胃症状时，应该多吃些易消化的食物，主食以流食或半流食为主，如粥类、面条等。

山楂、白扁豆、陈皮、香菇、萝卜等食物，适当多吃些，可以健脾开胃，有助于缓解胃肠道不适症状。

病人一定不要吃生冷油腻的食物，西瓜、香蕉、梨、黄瓜、茄子、芹菜等食物会加重腹泻症状，肥腻的食物不易消化，增加胃肠的负担，也不宜食用。

口服化疗药时，在饭后半小时服用较好，当血液中药物浓度达到高峰时，食物已经基本被消化，消化道的反应会轻些。如果出现呕吐症状，可以将姜片含在嘴里，对止呕有所帮助。

▼ 出现头晕乏力症状，多吃补铁的食物

化疗过程中，病人的白细胞和血小板数量会急剧下降，从而出现头晕目眩、倦怠乏力、心慌气短、脱发等全身衰弱、气血不足的表现。此时病人应多吃富含铁质的食物，以补铁补血，猪肝、瘦肉、鱼、大枣、花生等食物可适当多食用。

▼ 上火时需多吃新鲜的蔬果

病人如果在化疗期间，出现发热、口渴、口腔溃疡、大便干结、尿黄、舌头发红等表现，说明热毒伤阴、津液耗损，以上都是上火的症状。此时需要多吃新鲜的蔬菜、水果，补充维生素、微量元素、膳食纤维等营养物质，忌食辛辣刺激性、油炸的食物。去火的食物可选择绿豆、苦瓜、莲子、菊花等。

菠菜炒猪肝

材料·

猪肝250克，菠菜150克，姜末、盐、酱油、料酒、淀粉、白糖各适量。

做法·

❶ 将猪肝放入水中浸泡30分钟，去除血水，切片，加入
姜末、酱油、料酒、淀粉拌匀，腌渍10分钟。

❷ 菠菜择洗干净后在沸水中焯烫一下，捞出控干水分，
切段。

❸ 锅置火上，倒油烧热，放入猪肝大火煸炒，炒至猪肝
变色，放入菠菜段翻炒片刻，加入盐、白糖炒匀即可。

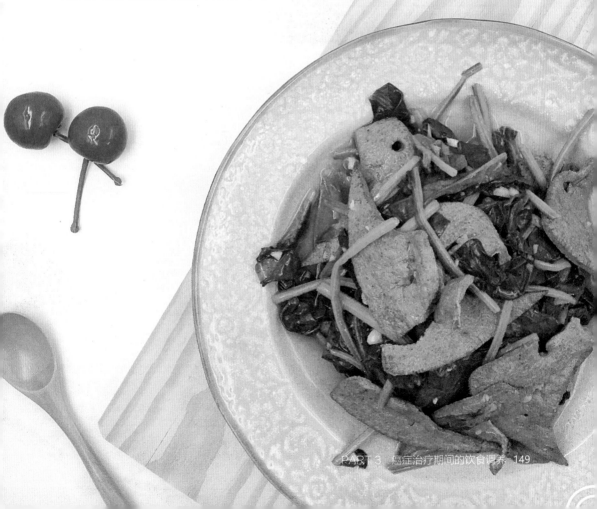

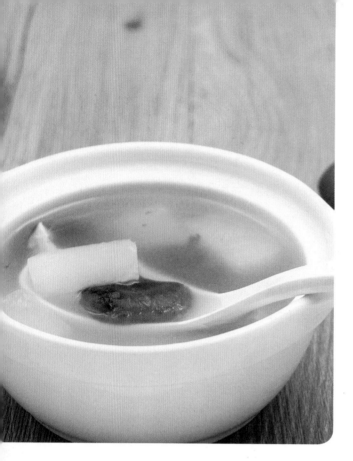

香菇冬瓜汤

材料·

干香菇15克，冬瓜500克，葱白、盐、味精、料酒、麻油各适量。

做法·

1. 将干香菇用温水浸泡2小时，去蒂，洗净，切成小块。
2. 冬瓜洗净切块，备用。
3. 将切好的香菇、冬瓜放入锅中，加适量水，大火烧沸，加入葱白、盐、味精、料酒，煮熟即可，装盘时淋上麻油。

黄豆山楂粥

材料·

黄豆10克，山楂60克，大米100克，白糖适量。

做法·

1. 黄豆洗净，用清水浸泡12小时；山楂洗净，去核；大米洗净，用水浸泡30分钟。
2. 将泡好的黄豆、大米和山楂倒入锅中，加适量水，大火煮沸后转小火熬煮，至粥稠时加入适量白糖搅匀即可。

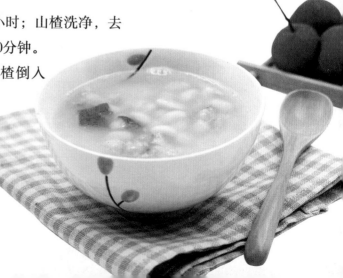

化疗后，新鲜食物助元气

刚做完化疗的病人，身体比较虚弱，应该选择营养丰富又好消化的食物，有利于身体快速恢复元气，同时有效减轻化疗的副作用。

▼ 多吃新鲜的抗癌蔬果

经过化疗的强烈作用，病人身体存在不同程度的气血不足、脾胃失调、肝肾亏损，此时需要多吃新鲜的蔬菜、水果，少吃腌、熏、烤、炸的食物。

多吃些新鲜的抗癌蔬菜和水果，有助于补充多种维生素和微量元素，增强身体的免疫力，洋葱、茄子、萝卜、芹菜、菌类（香菇、猴头菇、木耳等）、大蒜、芦笋、西红柿等，都具有很好的抗癌功效，还有红薯、山药、薏苡仁等也是不错的抗癌食物，病人可根据自己的口味来选择食用。

▼ 补益类食物补充元气

化疗后，病人体质都较虚弱，易出现骨髓抑制，各种血细胞数量减少，感染和出血的危险性增大。而且化疗在杀伤癌细胞的同时，对身体的免疫功能也有一定程度的损伤，免疫力低下易导致癌细胞不易被控制，加快癌症复发和转移的进程。

在一段化疗结束后，病人可以吃些补益类的食物，比如大枣、猪血、山药、香菇等补血补气的食物，补充身体的元气，促进身体恢复。

▼ 色香味全食欲好

抗癌药物会刺激化学感受器区，进而反射性地引起呕吐中枢兴奋，造成病人厌食、恶心、呕吐等消化道反应。病人食欲不佳，吃不下饭，致使无法及时补充身体所需的各种营养，身体瘦弱，抵抗力下降，不利于身体的康复。

当病人出现食欲减退的情况时，可以多变换菜品，利用菜肴的色香味来提升食欲。还可以多吃些含锌量多的食物来增强食欲，例如牡蛎、牛肉、虾、蛋黄等。

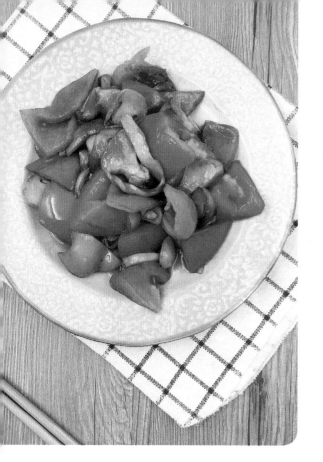

草菇炒西红柿

🌿 材料·

西红柿200克，草菇150克，青椒50克，料酒、酱油、白糖、盐、醋、水淀粉、味精各适量。

🍲 做法·

❶ 将西红柿洗净后切块；草菇洗净，切成两半，放在沸水中焯熟；青椒洗净后，去蒂切片。

❷ 锅置火上，倒油烧热，放入草菇、料酒、酱油翻炒，然后加入西红柿、青椒翻炒至熟，调入白糖、盐、醋、味精调味，淋入水淀粉勾芡即可。

鸡血藤黄芪大枣饮

🌿 材料·

鸡血藤30克，黄芪15克，大枣5个。

🍲 做法·

❶ 将鸡血藤、黄芪、大枣分别洗净，大枣剖开去核，切成两半。

❷ 锅置火上，放入鸡血藤、黄芪和大枣，加入适量水，煮水饮用。每天煮一次，分两次喝完。

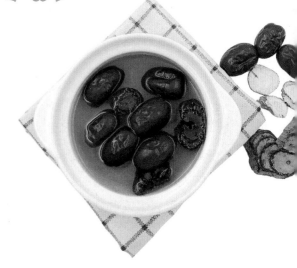

木耳红枣汤

材料·

木耳150克，红枣60克，冰糖适量。

做法·

1. 将木耳泡发，洗净后掰成小瓣；红枣洗净，去核。
2. 将木耳和红枣放入砂锅中，加足量水，大火煮开后转小火熬煮30分钟以上，至汤汁黏稠，依据个人口味加入适量冰糖，搅匀即可。

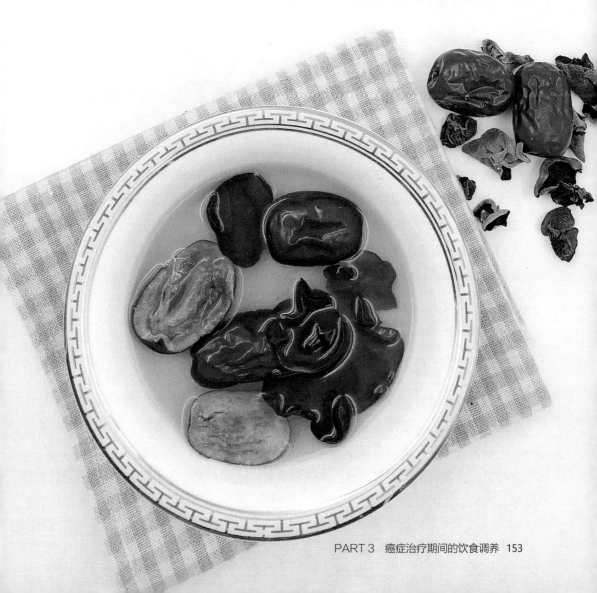

放疗期间，养阴生津

放射治疗使用的是各种不同能量的射线，通过照射癌细胞来抑制癌细胞的生长。放射治疗不仅杀死癌细胞，对正常细胞同样具有杀伤作用。

在进行放疗时，由于癌细胞的大量破坏，癌症病人常出现"癌热"的反应，表现为口干唇燥、舌红少苔、味觉和嗅觉减弱、食欲不振等。此时应该多吃一些养阴生津的食物，例如藕、萝卜、绿豆、冬瓜、西瓜、芦根等，还有鱼、肉、奶、蜂蜜、新鲜的蔬菜和水果等。茄子对退"癌热"有明显效果。用紫茄子500克搭配金银花15克，蒸熟后加入香油、盐各少许，拌匀后食用，特别适合癌症病人放疗后发热时退热。

▼ 头颈部放疗病人多吃清凉甘润、生津的食物

鼻咽癌、口腔癌、喉癌病人放疗部位在头颈部，会引起口腔黏膜和唾液腺的损伤，造成唾液腺分泌减少，口腔、咽喉部黏膜充血、水肿、疼痛，出现溃疡，严重者出现声音嘶哑、吞咽困难等症状。

病人可多选用清凉甘润、生津养阴的食品，饮食以清淡为主。主食以大米、小麦、大豆类为主；肉类可选猪肉、鸭肉、鹅肉、甲鱼、牡蛎、螃蟹等；蔬菜多选当季的，如苦瓜、胡萝卜、菠菜、大白菜、黄瓜、冬瓜、百合、竹笋等，多吃含维生素C和胡萝卜素多的新鲜蔬菜；水果可多吃些雪梨、香蕉、橙子、荸荠、罗汉果、西瓜等。

▼ 胸部放疗病人宜吃清润化痰的食物

食道癌、肺癌、乳腺癌等病人放疗主要在胸部，在放疗期间或放疗后，常会出现放射性食管炎、放射性肺炎，表现为食管黏膜充血、水肿，咽干口渴、干咳等症状，严重者会出现黏膜溃疡、吞咽困难、吞咽时胸骨后疼痛。

病人应多补充清润化痰、消炎解毒的饮食，如雪梨汁、鲜藕汁、鲜韭汁、甘蔗汁、莲子银耳粥、五米粥等。体质虚弱者可吃甲鱼粥，适当服用鲜王浆、燕窝等高蛋白、高营养的食品。

▼ 腹部放疗病人宜选易消化的食物

子宫颈癌、卵巢癌、直肠癌等病人放疗部位在腹部，常会造成结肠、直肠黏膜损伤，导致肠黏膜充血水肿、炎性细胞浸润、黏膜溃疡等，引起急性放射性肠炎和慢性放射性肠炎。

急性放射性肠炎一般出现在放疗期间或放疗后3个月内，有腹痛、腹泻、大便带血、黏液便等症状。此时，病人可喝些马齿苋粥或生姜蜂蜜茶。如果黏膜溃疡、大便带血，可试试蜂蜜莲藕汁。

慢性放射性肠炎出现在放射治疗结束3个月后，主要症状为间歇性腹泻或大便次数增多，大便带血或黏液，腹痛、贫血等。病人应选择易消化、营养丰富的饮食，特别是具有消炎、消肿、利尿作用的食物，如山药、洋葱、马齿苋、莲藕、茄子、丝瓜、紫菜、薏苡仁、红小豆等。

茄汁芦笋

🍲材料·

芦笋200克，西红柿酱30克，白糖、盐、味精各适量。

🍳做法·

❶ 将芦笋洗净，去老皮，切丁。

❷ 锅置火上，倒油烧热，放入切好的芦笋丁煸炒，加入少量清水，盖上锅盖焖至熟，加西红柿酱、白糖、盐、味精调味即可。

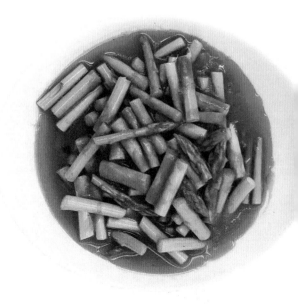

莲藕汁

莲藕1根，蜂蜜适量。

做 法·

① 将莲藕洗净，切块，放入榨汁机中，加入适量水。

② 将莲藕榨成汁后倒入杯中，调入适量蜂蜜即可。

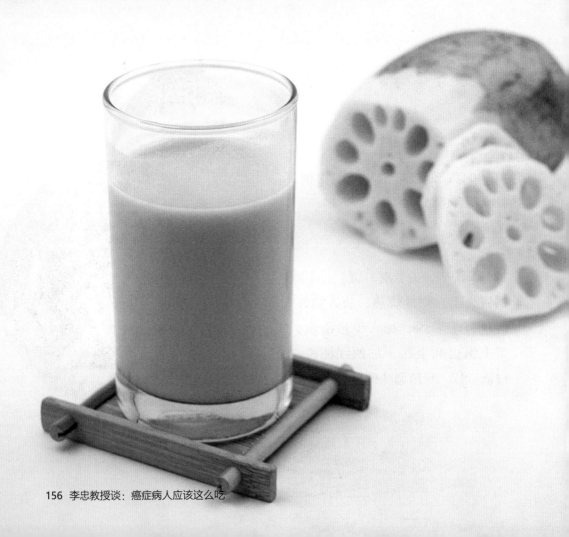

西红柿炒苦瓜

材料·

西红柿200克，苦瓜100克，蒜末、盐、味精各适量。

做法·

❶ 将西红柿洗净后切片，备用。苦瓜洗净后切片，开水焯一下。

❷ 锅置火上，倒油烧热，将苦瓜片放入锅中煸炒，炒至七成熟时，加入切好的西红柿，翻炒片刻，撒入蒜末，加盐、味精调味即可。

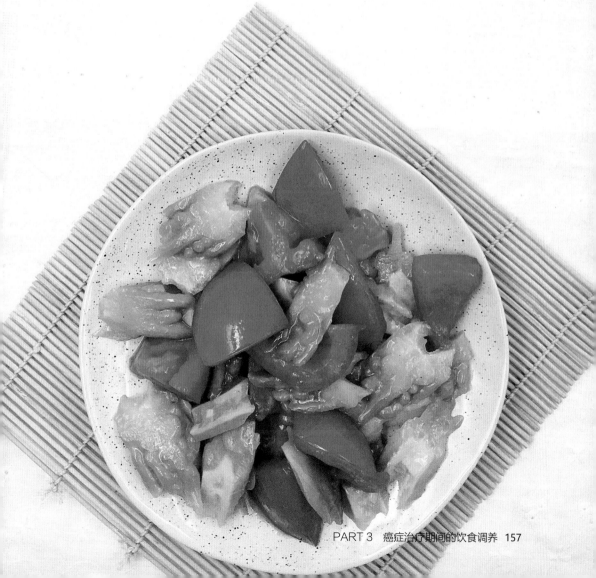

缓解癌症不适
症状的饮食调理

疼痛

虽然有些癌症在发病初期不会有明显的症状，但大多数癌症，特别是晚期的癌症病人都会受到疼痛的折磨，疼痛是癌症病人最常见的症状之一，也是影响病人生活质量的重要因素。统计资料表明，70%的晚期癌症病人以疼痛为主要症状，既有因癌细胞增殖和转移所致的疼痛，也有因手术、放疗或化疗所致的疼痛。

▼ 适宜的饮食调节缓解癌性疼痛

除了手术、放疗、化疗等治疗手段，饮食调节在癌症的治疗和康复过程中不可忽视。饮食调节不仅可以帮助病人增强机体免疫力，还有利于肿瘤的治疗，对抗癌细胞的生长，减少或缓解癌性疼痛的发生。

合理的饮食调节可避免某些致疼痛因素的继续作用，改善机体的免疫能力，扶正培本，有利于机体恢复脏腑阴阳气血的平衡，消除癌痛产生的病理基础。

▼ 根据性味选择食物

根据中医学的理论，各种食物都有自己的性味，不同的性味作用于不同的脏腑，从而产生不同的作用。有癌性疼痛的病人应避免吃过热、煎炒的食物，在选择食材时，应根据自己的病情和体质选择适宜性味的食物。

热性体质病人，在疼痛严重时，可以选择具有清热解毒功效的食物，例如绿豆、芦根、苦瓜、白萝卜、竹笋、甘草等。

寒性体质病人，疼痛严重时适宜选择温性的食物，例如生姜、海参、牛肉、橘子、荞麦等。

体质没有明显偏颇者，疼痛严重时，宜选择平性的食物，例如大米、薏苡仁、木瓜、茯苓、山药、白芍等。

甘草白芍汤

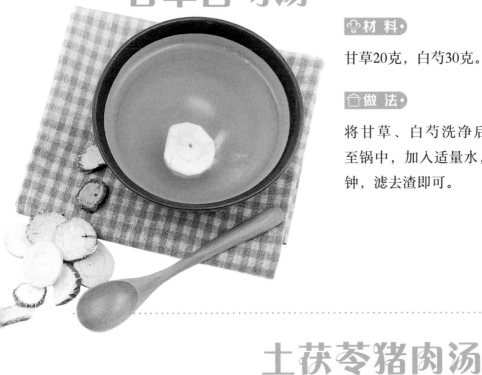

材料·

甘草20克，白芍30克。

做法·

将甘草、白芍洗净后，一起放至锅中，加入适量水，煎煮20分钟，滤去渣即可。

土茯苓猪肉汤

材料·

土茯苓500克，猪肉适量。

做法·

将土茯苓洗净，猪肉洗净后切块。将处理好的土茯苓和猪肉一起放入锅内，加入适量水，炖至肉烂即可。

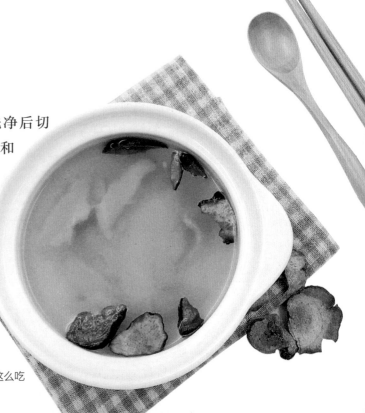

食欲不振

在放疗、化疗期间，癌症病人容易出现食欲下降、吃不下饭的情况，对之前喜欢吃的食物也没有胃口，严重的还会出现恶心、呕吐、腹泻等症状，导致体质迅速下降，治疗无法继续。

放疗、化疗在杀死癌细胞的同时，使机体消耗较多的能量，而食欲不振的病人因食量减少，摄入的蛋白质、脂肪、碳水化合物、维生素和微量元素等都会不足，如果营养不能及时补充，很容易导致病人体重急速下降，机体免疫力降低，可能会加速病情的恶化。

▼ 饮食宜清淡，荤素搭配

吃不下饭的病人，饮食最好以素食为主，多吃蔬菜、水果，注意荤素合理搭配，宜清淡饮食，忌食生冷、辛辣等刺激性食物。

可适当吃些能刺激食欲的零食，例如山楂、话梅、陈皮等，吃些草莓、甜橙等开胃的水果也有利于增进食欲。

▼ 多吃易于消化的食物

病人本身就吃不下饭，如果再吃一些过硬、过冷、过于粗糙的食物，会引起肠胃的不良反应，更加影响病人的食欲。所以，病人应多吃些易于消化的食物，如粥、汤、软面条等，减轻肠胃的负担，减少因肠胃功能损伤所致的食量减少和消化不良。

▼ 巧用食物止呕

如果病人呕吐频繁，可以用生萝卜榨汁，再加入几滴生姜汁含咽，或者吃几瓣糖蒜，含几片姜片或酱生姜片，也能有效止呕，扶正健脾养胃。

▼ 适量加餐以补充营养

食欲不振的病人正餐的进食量往往不多，可以通过适当加餐来补充身体所需的能量。每天6~8餐，早饭与午饭之间、午饭与晚饭之间、晚饭之后都可加一餐，喝杯牛奶或吃点水果、坚果。

晚上的加餐时间不要太晚，最好在晚餐后2~3小时、睡前1小时之前进食，既能较好地消化晚餐，又能在睡前把加餐也完全消化掉。

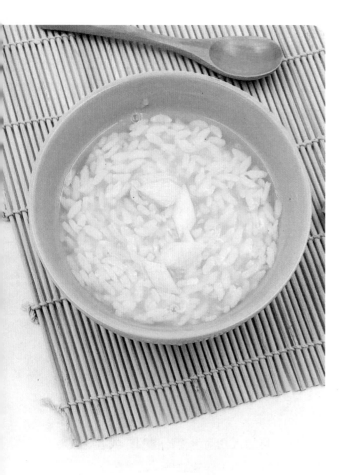

姜汁米粥

🌿 材 料 ·

生姜50克，炒白术15克，大米100克。

🍲 做 法 ·

将生姜洗净，切碎，榨汁。将白术、大米、姜汁一起放入锅中，用小火炒至米变黄，再加入适量水，煮至粥成即可。

蜜饯山楂

材料·

山楂500克，蜂蜜250克。

做法·

1. 将山楂洗净后去核，放入锅中，加适量水，锅置火上将山楂煮烂。
2. 水将耗干时调入蜂蜜，再用小火熬煮，收汁后关火。
3. 晾凉后放入瓶罐中储存，可作为饭后零食用。

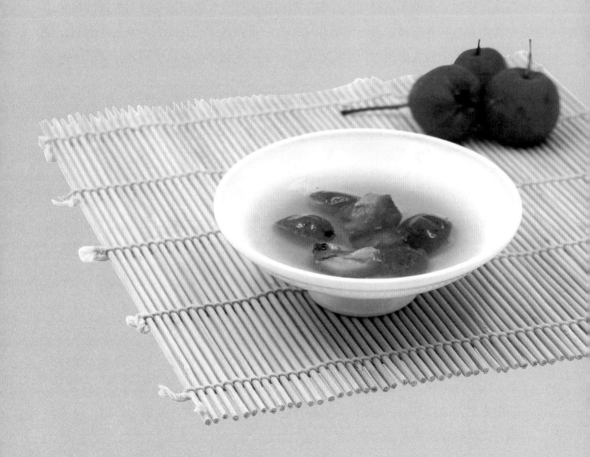

失眠

失眠是癌症病人中最常见的症状之一，约有50%的癌症病人睡眠不佳，从而导致病人疲乏无力、情绪障碍、免疫功能降低，严重影响生活质量和治疗效果。

规律的睡眠周期可调节体内激素的分泌，维持免疫系统正常功能，有效阻止体内癌细胞的生长，遏制癌细胞的进一步发展。反之，经常失眠会导致体内激素分泌失调，免疫系统被破坏，抵抗力下降，对癌症的治疗和康复都十分不利。在饮食上注意选用益气安神、助眠且应营养丰富的食物，有助于缓解病人的失眠症状，促进身体康复。

▼ 益气安神的谷类食物

小米中色氨酸含量较高，色氨酸可促使大脑神经细胞分泌5-羟色胺，使人产生困倦感，有助于镇静安眠。晚上睡前服用可有效缓解癌症病人失眠的症状。

小麦具有养心神、益心气的作用，有一个古方——甘麦大枣汤，特别适合失眠、神志不宁的人服用。用60克小麦、15个大枣和10克甘草一同煮，煮到水剩下1/3时关火，睡前一口气喝掉。

糯米能滋润补虚、温养五脏、益气安神、补气血、暖脾胃，适合一切体虚之人和神经衰弱者食用。用糯米煮粥，特别是与大枣一起煮粥服用效果最好。

▼ 百合——清心安神

在古医书《日华子本草》中记载，百合能"安心、定胆、益志"。百合味甘，性微寒，入肺、心经，具有润肺止咳、清心安神之功效。临床观察，百合对失眠多梦有较好的疗效。

▼ 大枣——补血养神

《本草汇言》中记载，大枣能"治惊悸怔忡、健忘恍惚、意志昏迷、精神不宁，或中气不和、饮食五味、百体懒重、肌肉羸瘦""心、脾二脏元神亏损之症，必用大枣治之"。由此可见，大枣具有益气、养心、安神、补血的作用，身体虚弱、失眠的癌症病人经常吃大枣大有益处。

小米鸡蛋粥

材料·

小米50克，鸡蛋1个。

做法·

先用小米煮粥，快熟时打入鸡蛋，再煮3分钟即可。临睡前喝。

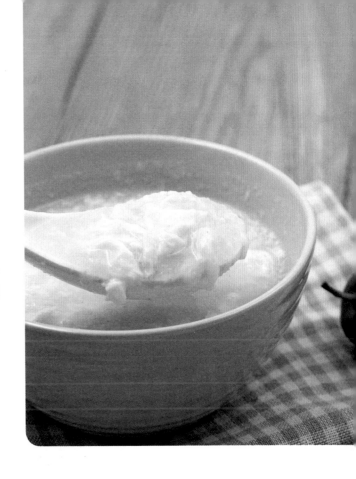

桂圆茶

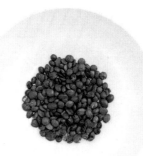

材料·

桂圆肉15克，酸枣仁6克。

做法·

将桂圆肉和酸枣仁一起泡茶饮，晚上睡前服用。

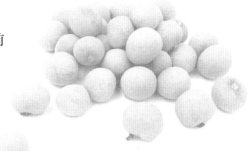

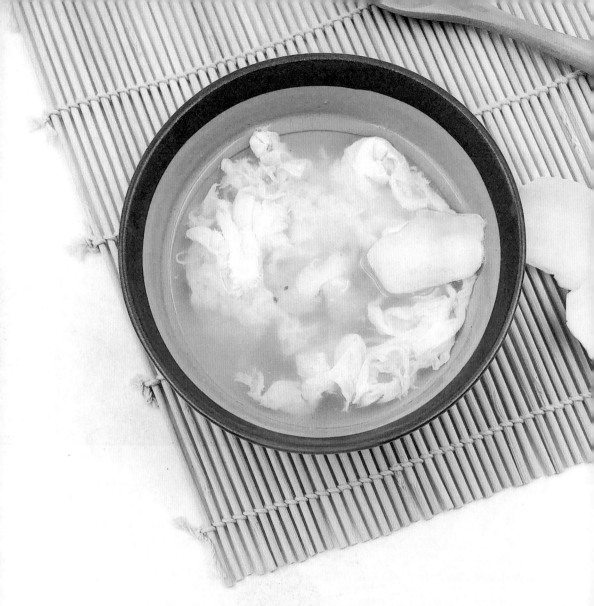

百合蛋黄汤

🥗材料·

百合45克，鸡蛋黄1个，白糖或冰糖适量。

🍲做法·

将百合洗净，在清水中浸泡一夜，取出后用清水煮开，加入鸡蛋黄搅匀，根据个人口味放入适量白糖或冰糖调味即可。每天吃1次。

调查显示，癌症病人中患抑郁症的约有66%，患精神衰弱症的有10%。抑郁、焦虑、厌食、精神恍惚等为主要表现，这都是病人巨大心理压力的表现，会导致很多病人在治疗后出现复发或转移。

忧郁、焦虑、失望等不良情绪对癌症的治疗和康复极其不利，这些不良情绪会影响体内巨噬细胞、淋巴细胞、免疫抗体的产生，降低或抑制机体的免疫能力，诱发内分泌失调，导致癌细胞难以被控制，从而影响治疗效果或使病情恶化。

因此，心情好起来对癌症病人的治疗和康复非常重要。在饮食上，可以多吃一些富含B族维生素的食物，例如坚果、百合、豆制品、糙米、玉米、肉类等富含维生素B_1的食物，有助于改善病人情绪，缓解抑郁症状；香蕉、鱼类、动物肝脏等含维生素B_6较多的食物，也可减轻病人抑郁的症状。

佛手猪肝汤

🌿 材料

佛手片10克，鲜猪肝150克，姜片、葱段、盐各适量。

🍲 做法

❶ 将佛手片置于锅中，加适量水，煮沸约20分钟，去渣取汁。

❷ 将猪肝洗净后切片，加入姜片、葱段、盐略腌片刻。

❸ 将佛手汁倒入锅中，煮沸后倒入腌好的猪肝，继续熬煮一两沸即可。此汤疏肝解郁、行气止痛，有助于调节癌症病人的抑郁心情。

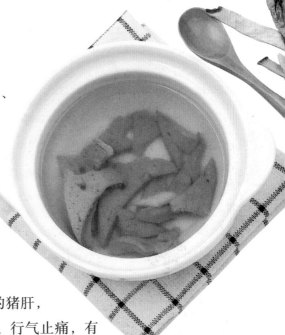

百合捞莲子

百合100克，莲子50克，水发黄花菜、冰糖各适量。

❶ 将发好的百合和黄花菜洗净，莲子去皮、去心后洗净。

❷ 把处理好的百合、黄花菜、莲子一同放入汤碗中，加入适量水，上笼用武火蒸熟，根据个人口味加入适量冰糖即可。

每天1次，可常服用。此汤清心除烦、安神宁志，非常适合心情抑郁的癌症病人服用。

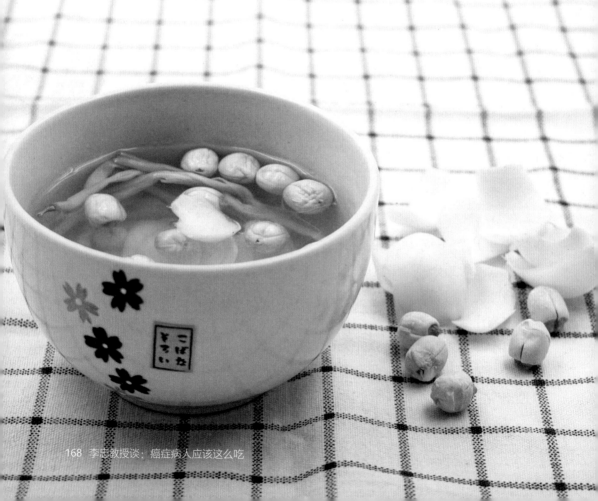

便秘

便秘是癌症病人中最常见的临床表现之一，手术、放疗、化疗等治疗导致病人气虚，阴血亏虚，易引起便秘。而且病人在治疗期间服用的镇痛药、化疗药和止吐药都可引发便秘。由于治疗的副作用导致癌症病人食欲降低，食量减少，饮食过于精细，缺少纤维素摄入，常出现焦虑和紧张情绪等，易出现肠道蠕动缓慢和消化功能紊乱，食物残渣在肠道内停留时间过久，造成大便干结。

▼ 增加膳食纤维摄入

对于咀嚼或吞咽功能正常的癌症病人，出现便秘症状时，应增加高膳食纤维食物的摄入，例如谷类、豆类、新鲜的蔬菜和水果等。这些食物需要逐渐添加到日常饮食中，以避免引起胀气。也可适当添加一些可溶性膳食纤维和益生菌的摄入，有助于改善便秘状况。

▼ 保证每日饮水量

食物残渣在肠道内停留时间延长，其中的水分会被肠壁过分吸收，造成大便干结。因此，多喝水可刺激肠蠕动和血液循环，避免大便干结。病人每天应保证摄入2000毫升饮用水，如果在饮食中增加了膳食纤维摄入，但饮水量不增加的话会加重便秘。饮水方式应该少量多次，不要一次大量饮水，可早晚各喝200毫升，其余饮水量均匀分布在一天中。

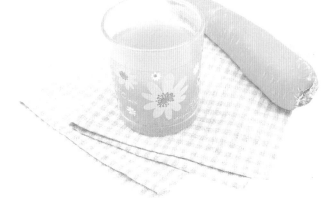

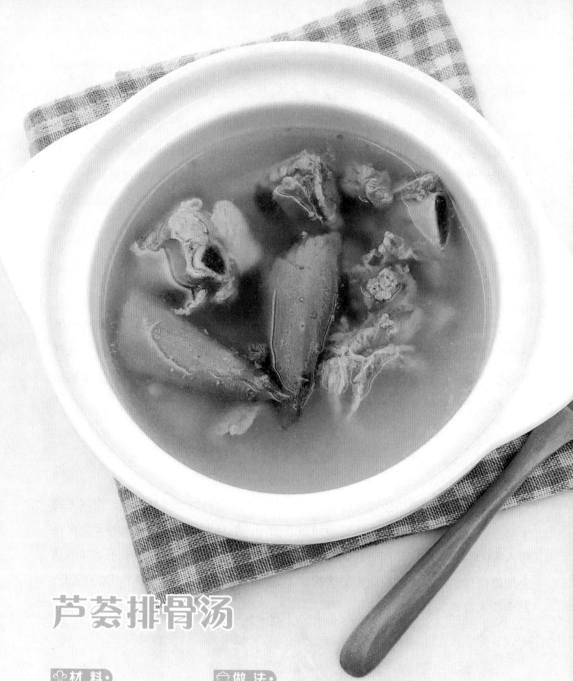

芦荟排骨汤

🍴 材料·

新鲜芦荟叶3~4片，排骨300克，柴鱼片10克，盐适量。

🍲 做法·

1. 将芦荟叶洗净，捣烂，放入炖锅中。
2. 排骨最好选油少的，洗净，在沸水中焯一下，去浮沫，捞出备用。
3. 将处理好的排骨和鱼片一起放入锅中，加入适量水，炖熟后加入盐调味即可。

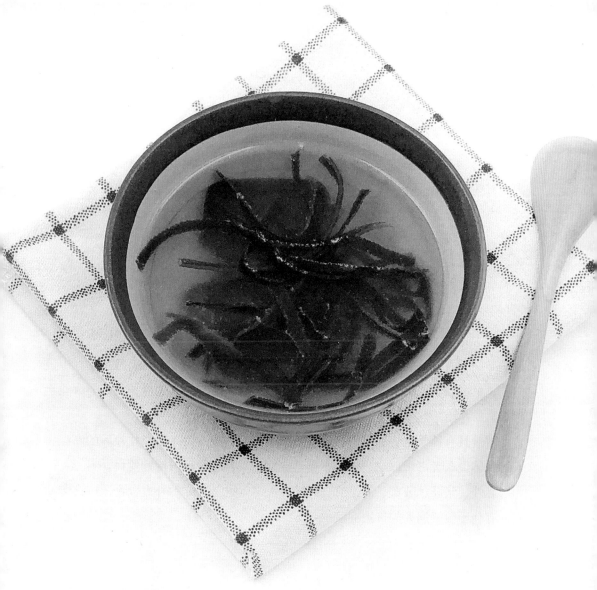

海带决明汤

🍳 材料·

海带60克，草决明30克。

🍲 做法·

将海带充分浸泡，去除盐分，捞出后洗净切成段，放入锅中，加入适量水，大火煮沸，转小火熬煮至海带熟透，将草决明放入锅中，熬煮片刻即可。喝汤吃海带。此汤清热明目、润肠通便，特别适合便秘的癌症病人。

贫血

癌症病人在放疗、化疗过程中或进行放疗、化疗后容易出现贫血，主要是由于治疗药物抑制骨髓造血，导致红细胞、白细胞、血小板等多种血细胞数量减少。有些病人由于癌症生长的部位会出现咳血、便血，从而导致失血性贫血。另外，由于放疗、化疗所致的呕吐、恶心、食欲差等消化道症状，影响病人的正常饮食，病人无法及时补充营养，易导致营养不良，严重时会造成贫血。

▼ 及时补充补血食物

黑木耳中含铁量特别高，而铁是合成血红蛋白的重要原料，很多病人贫血都是缺乏铁元素导致的，常吃黑木耳补充铁质可治疗缺铁性贫血。而且黑木耳中蛋白质、植物胶质、维生素、纤维素含量都很丰富，常吃木耳对保护肠道健康能起到很大的作用。

黄鳝具有补气血、补虚、除风湿、强筋骨的功效，手术后或化疗后的癌症病人、身体虚弱者都可以吃些黄鳝。肠道癌症病人常吃黄鳝可治疗便血。

另外，猪肝、菠菜、黑芝麻、枸杞、大枣等也是很好的补血食物，应该多补充，有利于缓解病人的贫血症状。

▼ 维生素C提高铁吸收

铁质是合成血红蛋白的重要原料，而维生素C可以帮助铁的吸收，增加血细胞数量，改善缺铁性贫血症状。鲜枣、猕猴桃等多种水果，以及新鲜的蔬菜中，都富含维生素C，癌症病人不妨多吃些，水果可生吃，也可以榨汁喝。

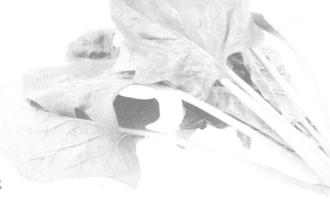

猪肝菠菜粥

材料·

鲜猪肝50克，菠菜30克，大米100克，盐、味精各适量。

做法·

1. 将猪肝洗净后切片，放入沸水中焯烫一下，捞出沥干水分。
2. 菠菜洗净后，焯烫一下，捞出切段。
3. 大米淘洗干净后浸泡30分钟。
4. 锅置火上，倒入适量水烧开，加入泡好的大米，大火煮沸后转为小火熬煮。至粥将成时，加入猪肝煮熟，再放入菠菜稍煮片刻，然后加入盐、味精调味即可。

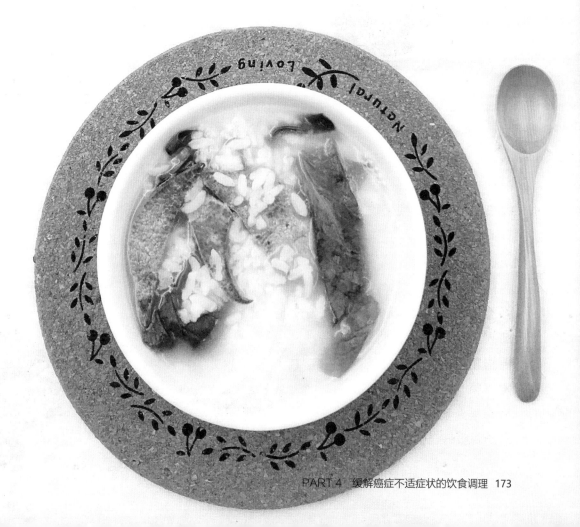

小炒木耳

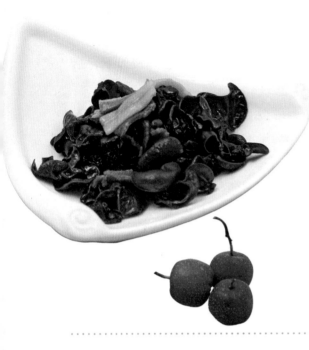

🥬 材料·

水发木耳200克，五花肉100克，葱末、姜片、蒜片、辣酱、盐、醋、酱油、白糖、味精、淀粉各适量。

🍲 做法·

❶ 木耳洗净后撕成小朵。

❷ 五花肉洗净后切片，用盐、味精、醋、酱油、白糖、水、淀粉调成味汁。

❸ 锅置火上，倒油烧热，小火煸香五花肉片，煸出猪油后，倒入葱末、姜片、蒜片翻炒，放入辣酱，炒出酱香味后倒入木耳炒匀，倒入味汁，炒匀即可。

三妙汤

🥬 材料·

鲜生地1000克，枸杞1000克，蜂蜜300克。

🍲 做法·

将鲜生地和枸杞洗净，加入适量水榨汁。将生地枸杞汁与蜂蜜一起熬煮，煮至糖稀状即可。每天早、晚各用黄酒或白汤调服1大匙。

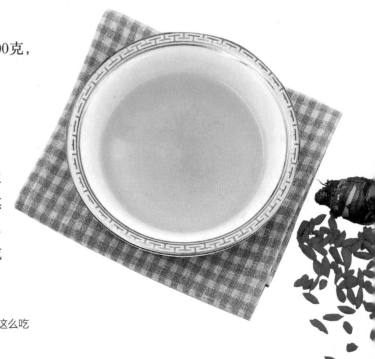

脱发

放疗、化疗药物在杀伤癌细胞的同时，都会损伤人体正常细胞。毛囊细胞在人体中是增生较活跃的，所以很容易受到药物的攻击，影响头发的生长，从而出现脱发的情况。

▼ 及时补充头发所需的营养

癌症病人在日常饮食中注意补充头发和上皮组织所需的营养物质，有助于缓解脱发的状况。

铁和铜能补血、养血，滋养头发，病人应适当多吃动物肝脏、蛋类、木耳、海带、芝麻等含铁丰富的食物，以及坚果、干豆类、动物肝脏、虾蟹类等富含铜元素的食物。

维生素A能维持上皮组织的正常功能和组织的完整，促进头发的生长，多吃些胡萝卜、菠菜、核桃、动物肝脏、鱼类、虾等富含维生素A的食物，对缓解脱发有所帮助。

酪氨酸是头发黑色素形成的基础，如果缺乏酪氨酸，易造成头发发黄且易掉发，鸡肉、瘦牛肉、瘦猪肉、兔肉、鱼类、坚果等富含酪氨酸的食物有助于补充体内酪氨酸含量，减少脱发。

如果体内缺乏B族维生素，会造成头发发黄，而且发丝容易脱落，所以，病人应多吃些谷类、豆类、坚果、动物肝脏、蛋类、奶类、绿叶蔬菜等食物，补充B族维生素，强韧发质。

▼ 预防脱发的食物可常食

黑芝麻对放、化疗后由身体虚弱所致的脱发有很好的治疗效果。黑芝麻富含蛋白质、铁、铬、多种维生素等营养物质，有助于病人的头发生长。而且黑芝麻是黑色食物，中医学认为，黑色入肾，肾藏精，其华在发，肾虚则毛发缺乏滋养，易脱落，所以黑芝麻补肾养肾的功效也能缓解脱发症状。

核桃等坚果能强健头发，促进头发的生长，常食可减少脱发的发生。牡蛎中富含锌元素和蛋白质，常吃可为头发生长提供能量，预防脱发。

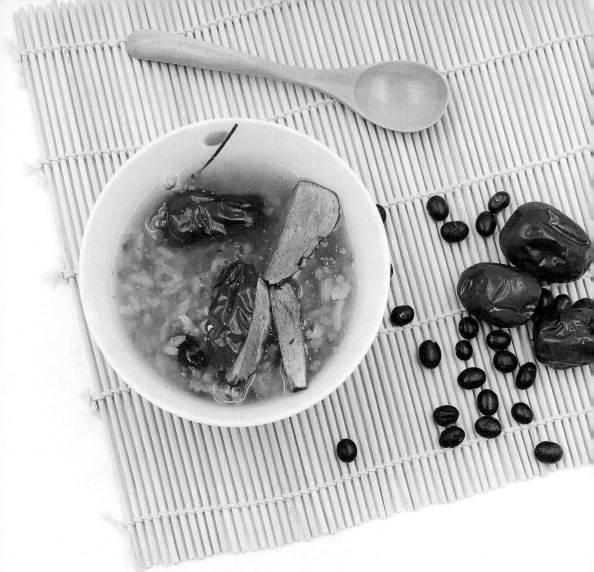

乌发粥

🧑‍🍳 材料·

糯米80克，黑豆50克，黑芝麻10克，黑枣20克，红糖适量。

🍲 做法·

① 将糯米和黑豆分别洗净后，浸泡4小时。黑枣洗净后去核。

② 锅置火上，倒入适量水，烧开后放入泡好的糯米、黑豆，大火烧沸后转小火，煮40分钟左右，放入黑枣再煮10分钟，根据个人口味加入适量红糖，撒上黑芝麻即可。

核桃紫米粥

🌸 材料·

紫米80克，核桃仁30克，大米20克，葡萄干10克，冰糖适量。

🍲 做法·

1. 将紫米洗净，浸泡4小时；大米洗净后浸泡30分钟；核桃仁剁碎；葡萄干洗净，备用。
2. 锅置火上，加入适量水烧开，放入泡好的紫米煮沸，然后加入泡好的大米，改为小火熬煮，至粥黏稠时加入葡萄干、冰糖，搅匀后继续煮5分钟关火。
3. 待粥稍凉，撒上碎核桃仁即可。

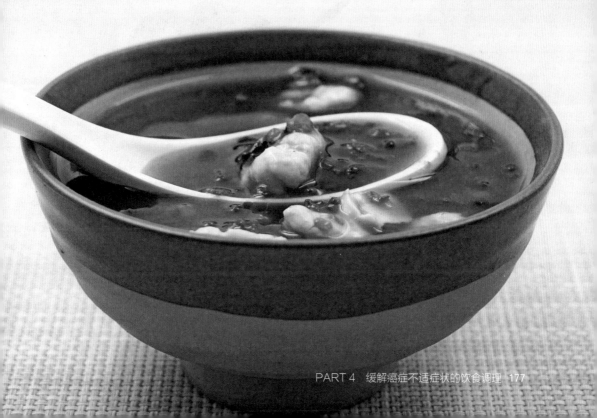

PART 5

吃，对抗癌的
重要性

食疗是最重要的康复疗法

两千多年前，在中医经典《素问·五常政大论》中提出："大毒治病，十去其六；常毒治病，十去其七；小毒治病，十去其八；无毒治病，十去其九；谷肉果菜，食养尽之。"一直以来，食物都被称作是最好的药物，不仅能治病防病，还对身体健康有益。

研究发现，许多食物具有抗癌和防癌的作用，许多药膳食疗方中含有抗癌防癌的有效成分，从食物中提取有效成分，配合中药辨证论治，在多种癌症治疗中可取得非常满意的效果。在日常生活中，科学、合理地选用抗癌食物能增强病人的机体免疫力，改善虚弱体质，提高生活质量，延长生命。

饮食不当是癌症发生的重要因素之一，35%～45%的癌症与食物因素有关。食物疗法对于癌症病人的治疗和康复都起到重要的作用。

利用许多食物中有效的抗癌成分，以及抗癌的药膳食疗方，对癌症治疗可起到积极的辅助作用，而且能有效缓解因治疗给机体带来的不适反应，及时补充营养，帮助病人对抗癌症。

食物疗法可防范某些癌症的发生、发展。合理运用某些食物提取物或药食两用的中药，可调节机体多方面功能，加强机体免疫力，从而起到预防癌症发生、发展之效。

经过治疗的癌症病人，往往身体较虚弱，食物疗法不仅可以及时补充治疗所致的能量消耗，促进身体康复，还能大幅度降低癌症的复发率，明显提高生存率。

保证膳食平衡才能有效抗癌

很多癌症病人会询问医生："怎么吃才能更好地抗癌，防止癌症复发、转移，早日康复？"其实，这个问题的答案早在两千年前的中医典籍《黄帝内经》中就已给出，那就是平衡饮食。《黄帝内经·素问》中提出："五谷为养，五果为助，五畜为益，五菜为充，气味合而服之，以补精益气""谷肉果菜，食养尽之，无使过之，伤其正也"。说明均衡摄取各种营养，才能保持健康、抗癌防癌，这一点对癌症病人非常重要。

▼ 五谷为养

粳米、小豆、麦、大豆、黄黍等谷物和豆类，是养育人体的主食。五谷中所含的主要营养成分是碳水化合物和植物蛋白质，脂肪含量不高。谷物和豆类同食，可大大提高营养价值。

身体的自身修补主要依靠蛋白质，中国人的饮食习惯以碳水化合物为能量的主要来源，所以，"五谷为养"与现代营养学的观点是一致的。对癌症病人而言，保证能"吃"是康复的一个基本条件，五谷的摄入是非常重要的。

▼ 五果为助

桃、梨、杏、李、枣、栗子等多种鲜果、干果，是必不可少的辅助食物。这些食物中含有丰富的维生素、微量元素和膳食纤维，还有一部分植物蛋白质，都是身体必需的营养物质。

五果最好生吃，这样能保证其中的维生素不受烹调的破坏，尽可能多地保留营养物质。坚果类，如花生、核桃、瓜子、杏仁、栗子等，所含的蛋白质与豆类类似，可弥补谷类蛋白质的不足。因此，癌症病人应该多吃各类水果、干果。

▼ 五畜为益

牛、羊、猪、鸡、犬等禽畜肉食，对人体有补益作用，能增补五谷主食营养的不足，是平衡饮食中的主要辅食。动物性食物多为高蛋白、高脂肪、高能量，含有人体必需的氨基酸，是人体正常生理代谢、增强机体免疫功能的重要营养物质。

很多癌症病人询问"得了癌症是不是不能吃肉了"，怕吃肉会加速癌细胞的生长和扩散，所以得了癌症之后就改为素食主义者了。其实，适当食用肉类，对癌症康复是非常有意义的。

▼ 五菜为充

各类蔬菜，能营养机体，充实脏气，使体内各种营养素更完善。蔬菜的种类繁多，而且根、茎、叶、花、瓜、果均可食用。蔬菜中含有胡萝卜素、维生素C、B族维生素等多种维生素，也是膳食纤维的主要来源，有增食欲、充饥腹、助消化、补营养、防便秘、降血脂、降血糖、防肠癌等作用，对癌症病人的康复十分有益。

总而言之，癌症病人的日常饮食中，应坚持五谷、五果、五畜、五菜的合理搭配，可尽可能变换花样，每天吃至少5～7种不同的果蔬，同时要多吃高纤维、低脂肪的食物。饮食中要避免过咸、烟熏、腌制的食物，少吃油脂、糖和盐，少喝酒。

抗癌需要五色食物合理搭配

科学搭配、合理饮食是身体健康的基础。食物分为很多种类，也有多种颜色，青、赤、黄、白、黑五色是我们最常见的五种食物颜色，不同颜色的食物对不同的脏腑发挥滋养作用。中医学认为，"药食同源"，不同颜色的食物则可以治疗不同脏腑存在的疾病。对于癌症病人来说，五色食物的合理搭配才能既有针对性地发挥抗癌功效，又能全面地固护身体，增强体质。

▼ 青色食物——象征健康

青色，也就是绿色，青色食物主要包括绿叶蔬菜和瓜果，如芹菜、青瓜、菠菜、青椒、空心菜、绿豆、绿茶等。中医学认为，绿色五行属木，具有清热、养血、补肝、调理脾胃之功效。现代营养学研究表明，绿色的食物含有大量的纤维素，能清理肠胃，预防便秘，加速肠道内的毒素和致癌物质随粪便排出体外，减少直肠癌的发病率。经常吃绿色蔬菜能让身体中保持酸碱平衡，更好地避免癌症的发展。

▼ 赤色食物——象征希望

赤色，即红色，主要包括胡萝卜、西红柿、红豆等食物。中医学认为，红色五行属火，入心经，具有补血利尿、活血化瘀、促进心脏活动的功效。现代营养学研究发现，红色食物中富含番茄红素、胡萝卜素、铁和部分氨基酸，还有大量抗氧化剂，能消除体内的自由基，保护正常细胞，减少正常细胞恶变的发生，提高机体免疫力，对抗击癌症起到重要的作用。

▼ 黄色食物——象征温暖

黄色食物，主要指黄豆及豆制品，以及黄色的水果和蔬菜，如黄豆芽、小米、玉米、柑橘、南瓜、香蕉等，还有蛋类。中医学认为，黄色五行属土，入脾经，具有补脾益气的功效，能促进食物的消化和吸收。黄色的果蔬中主要富含维生素A和维生素D，以及纤维素和果胶，能有效清除体内的毒素和致癌物等有害物质，很好地保护胃肠黏膜，对控制和预防食管癌、胃癌、肠癌等消化系统癌症有一定的作用。

▼ 白色食物——象征纯洁

白色食物，主要包括山药、白萝卜、百合、茭白、银耳等。中医学认为，白色五行属金，入肺经，具有滋阴、养肺、补气之功效。白色食物中含有丰富的淀粉、糖分、蛋白质等，为机体提供多种必需的营养物质，对提高机体免疫力有很好的帮助，从而发挥其抗癌的功效。

▼ 黑色食物——象征沉稳

黑色食物，主要有乌鸡、黑木耳、香菇、黑豆、黑芝麻、紫米、紫菜、桑椹、黑枣、甲鱼、墨鱼等。中医学认为，黑色五行属水，入肾经，具有补肾、益气、补血之功效。常吃黑色食物有助于增强肾、膀胱、骨骼及生殖系统的功能，刺激内分泌系统，促进肠胃消化功能，增强造血功能。黑色食物不但营养丰富，具有补肾、延缓衰老、保健益寿、乌发美容等功效，而且对于癌症病人，特别是手术后、放疗或化疗后出现骨髓抑制、血象低、体质虚弱者，能促进机体免疫功能的恢复，改善骨髓状况，提高血象，有助于病人顺利完成治疗和康复。

了解食物的性味才能真正发挥其抗癌功效

食疗可以排毒邪、安脏腑、清神志、滋血气，这对手术后、化疗和放疗后康复期的癌症病人都是很重要的。食物作为最好的抗癌药物，也要用对了才能发挥其真正的抗癌功效。认清食物的"四性"和"五味"，便可根据病人病情的变化来正确选用食物。

▼ 四性——寒、热、温、凉

食物大体可分为寒性食物、热性食物、温性食物和凉性食物。其中，寒性和凉性食物为阴性食物，热性和温性食物为阳性食物。

阴性食物一般具有清热解毒、养阴生津的功效，此类食物特别适合癌症病人放疗或伴发感染、高热时食用。例如小米、绿豆、赤小豆、豆腐、豆浆、竹笋、苦瓜、黄瓜、白菜、萝卜、西红柿、菠菜、荠菜、鸭肉、兔肉、猪肉、甲鱼、西瓜、梨、柑、柿、甘蔗、蜂蜜等。

阳性食物大多具有温中、散寒、助阳的功效，此类食物特别适合化疗后或手术后的癌症病人，因为经过治疗后病人大多体质虚弱、偏寒，应该多选择一些偏温性的食物食用。例如糯米、大枣、葱、姜、韭菜、大蒜、羊肉、牛肉、鸡、鲫鱼、鲢鱼、红糖、荔枝等。

中医学中把平和的食物列为平性，癌症病人可平时食用，例如黄豆、黑豆、红薯、土豆、南瓜、香菇、鸡蛋、鲤鱼、莲子、葡萄、苹果、菠萝、椰子等。

▼ 五味——辛、甘、酸、苦、咸

中医学认为，食物有辛、甘、酸、苦、咸五味，分别对应肺、脾、肝、心、肾五脏。五脏各有嗜欲，五味也各有所通而入五脏，以滋养补益五脏。

辛入肺，有散寒、行气、活血之效。食用辛味的食物能促进胃肠蠕动，增加消化液的分泌，有利于血液循环和新陈代谢，从而发挥祛风散寒、疏通经络的功能。例如生姜、大蒜等食物。

甘入脾，具有滋补、缓和之功。食用甘味的食物可消除肌肉的紧张，增进食欲，对虚证、拘急挛痛者效果明显。例如糖、山药等。

酸入肝，具有健脾开胃之效。食用酸味的食物能使人增进食欲，增强肝脏的功能，防治肝脏疾病。例如米醋、山楂等。

苦入心，有燥湿、泻下之功。食用苦味的食物可清热、明目、泻火、解毒，苦瓜等苦味食物本身营养价值也较高，对癌症病人、体质虚弱者都有很好的保健功效。

咸入肾，具有软坚、润下的功效。咸味食物中的咸味主要来源于盐，盐对维持身体健康发挥着重要作用，李时珍说过五味中"唯此不可缺"。

▼ 五味偏嗜，损伤脏腑

五味虽能保护五脏，亦能损伤五脏。过食酸味，可使肝气淫益亢盛，克脾上而致脾气衰竭；过食咸味，可使骨骼损伤，肌肉短缩，心气抑郁；过食甜味，可使心气满闷，甚则肾气失于平衡，气逆作喘，颜面发黑；过食辛味，可使筋脉败坏，甚弛纵，精神耗伤等。

▼ 五行相克需注意

除了注意五味不能偏嗜以外，癌症病人在选择食物时还应注意五行相克的原则。例如肝癌病人，肝属木，木克脾土，因此应该多吃甘味健脾制品，如粳米、牛肉、大枣等以健脾消导。心属火，克肺金，宜食鸡肉、葱、桃等辛味之品。肺属金，克肝木，宜食李、韭菜、狗肉等酸味之物。脾属土，克肾木，宜食猪肉、大豆等咸味之品。肾属水，克心火，宜食小麦、羊肉等苦味的食物。

癌症病人在了解食物性味的同时，遵循不偏嗜、五行相克的原则，根据自身病情和体质状况，合理选择适宜的食物才能充分发挥食物的抗癌特性。

癌症病人服用中药时该怎么吃

中医药治疗在癌症的治疗和康复全过程中都起着十分重要的作用。中药调理对减少手术并发症、促进病人消化系统和免疫功能恢复、减轻治疗的毒副作用、降低和减少癌症的转移和复发等方面，都能发挥很好的辅助治疗功效。中西医结合治疗癌症的方式在很多病人身上收到了满意的效果，在服用中药时，饮食上也有特别的注意事项。

▼ 忌食不易消化的食物

一般在服用中药期间，病人应避免食用生冷、油腻、辛辣、腥臭等不易消化的食物。例如寒性体质病人，不应吃生冷食物；热病病人，忌辛热和油腻食物；疮疡和皮肤病病人，忌食鱼、虾、蟹、羊肉等腥臭食物，以及刺激性食物；经常头晕目眩、烦躁易怒的病人，忌食胡椒、葱、辣椒、酒等。

▼ 食物性味与药物治疗应一致

病人所选的食物应该与所服药物一致，可增强药物的疗效，也有助于食物的功效发挥。如服热性药物宜配热性食物，不宜配凉性食物；服平性药物配平性食物；服凉性药物配凉性食物。

▼ 饮食与病人体质和脾胃功能相一致

体胖病人不宜食用肥腻之品，应多吃清淡的食物；体瘦的病人不宜多吃香燥食物，应该多吃些滋阴生津的食物。

饮食还需与病人脾胃功能相适宜。胃肠功能虚弱者，如胃癌病人，宜少食多餐，食物应该少而精，忌过饱过多的暴食，以免损伤肠胃。

▼ 影响药效的食物应忌食

某些食物与药物同服时，会降低药物的疗效，服药时应该特别注意。例如服人参、地黄、何首乌应忌食萝卜；服黄芪、何首乌、土茯苓等含铁药物应忌饮茶；服用甘草、黄连、桔梗、乌梅应忌食猪肉；服用丹参、茯苓、茯神忌食醋和鳖肉；服用山药应忌食葱、蒜、萝卜；服荆芥忌食鱼、鳖；服鳖甲忌食苋菜；服天门冬忌食鲤鱼；服用白术忌食桃李、大蒜；服用滋补中药时忌食莱菔子。

康复期的营养饮食巧安排

康复期癌症病人的饮食，对提高治疗效果、促进康复、改善病人生活质量都是十分重要的。康复期的饮食应该如何巧安排，不妨从以下几方面着手。

▼ 菜肴品种常更换，色香味佳增食欲

病人及家属在选用食物时，往往以食物有没有营养、能不能补身体为原则，认为是有补益作用的就天天吃个不停，比如海参、甲鱼汤等，每天进补。这是一种错误的认识。不同食物中所含的营养成分不同，性味不同，功效也不同，要想获得最佳的营养，需要食物多样化，经常更换菜肴品种。而且在食物的色香味上也要多注意，这样既能保证平衡膳食，又能增进病人的食欲，及时补充营养的同时又不伤害脾胃。

▼ 蛋白质摄入需充足

很多病人认为"患了癌症后不能吃肉，吃肉会使癌细胞长得更快"，其实，这是一个误区。蛋白质是修复组织器官、维持免疫系统健康的必需营养元素，而身体所需的蛋白质主要来源于肉类食物，适当地进食瘦肉、鱼类等，才能补充身体所需，促进康复。

▼ 避免食用不易消化的食物

癌症病人在手术后、放疗或化疗后，胃肠功能大多受损，所以，在康复期，为了更好地保护肠胃，饮食上一定要特别注意。有些病人在康复期自我感觉良好，饮食上便放松警惕，常吃些不易消化的食物，从而出现胃胀、疼痛、泛酸等症状，导致胃肠受损，影响康复效果。癌症病人应多食用煮、炖、蒸等易消化的食物，少食油炸、烧烤等食物。

▼ 多吃富含维生素的蔬果

维生素A能保护上皮组织的正常形态及功能、增强细胞抗癌能力；维生素C能加强机体免疫功能；维生素E具有抗氧化作用，可清除体内自由基；硒元素等微量元素也具有提高免疫力、抑制癌细胞生长的作用。丰富的维生素和微量元素可以从一些抗癌的蔬菜和水果中获得，例如芦笋、洋葱、大蒜、海带、海藻、蘑菇等。

▼ "生、冷、虾、蟹"要忌食

癌症是机体的一种病理状态，体内的阴阳平衡被打破，正气逐渐耗散，不能固摄于内，最终导致正从邪化，恶气恶血滞留于内，形成癌症。如果在康复期不能转变这种状态，恢复阴阳平衡，则有可能导致癌症的复发或转移。因此，康复期恢复身体的正气是关键，而正气正是从饮食中化生而来，如饮食不当，损伤胃气，正气化生不足，则无力抗邪。

"生、冷、虾、蟹"就是不当饮食的代表。生、冷的食物不易消化，而且易携带致病菌，容易导致积食、腹泻等胃肠不适。虾、蟹虽为高蛋白高营养的食品，但都是大寒之物，损伤阳气。而且虾、蟹属于异体蛋白，不易被人体消化，在消化吸收过程中会消耗人体大量的能量和酶。

癌症病人该忌口时就忌口，勿食生、冷、虾、蟹等食物，特别是化疗后的病人，化疗药物属凉性的，已使机体阳气锐减，康复期更要注意避免食入凉性食物，以免更加损伤阳气，雪上加霜。

▼ 辨证施用中医药膳

中医药膳不仅发挥了中药的功效，而且配合食材的调配使良药变成美味的菜肴，更易使病人接受。但在具体应用时一定要注意辨证用膳。

癌症病人在进行化疗后，常常出现四肢疲弱、短气懒言、精神困倦、头昏自汗、食欲不振、腹痛腹泻等症状，舌质淡，舌苔白，脉缓无力，此为脾虚气弱。此时应用以健脾益气的药膳，可选用党参、白术、山药、大枣、薏苡仁、茯苓、莲子、芡实等药材，制成参枣饭、山药汤圆、莲子粥、茯苓粥等药膳食用。

饮食调理还要顺应四季变化

大自然中有四季的变化，春生、夏长、秋收、冬藏，中医学强调"天人相应"，顺应四季变化调理饮食，对身体健康颇有裨益，特别是对癌症病人而言，能帮助身体更好地康复。

▼ 春季养肝为先

一年之计在于春，阳春三月是调养身体五脏的大好时机。肝脏是生命之源，春季应以养肝为先，肝癌病人应特别注意夏季的饮食调养。

癌症病人在春季，应以清淡饮食为主，多食新鲜的果蔬，例如山药、莴苣、葱、韭菜、豌豆、蒜、荠菜、荸荠、菠菜、芹菜、香椿、马齿苋、油菜、樱桃等。豆制品、鱼肉等低能量、高蛋白、低脂肪的食物可以多吃些。多吃辛温的食物，配合一定的运动，促进体内血液循环、新陈代谢，对身体内正气的提升很有益处。

春季肝气旺盛，脾胃的消化吸收功能欠佳，病人应忌食生冷、油腻、黏硬的不易消化的食物，避免进一步损伤脾胃，导致生痰、生湿，影响身体的康复。

▼ 夏季重在护心

夏季阳气外发，气血运行旺盛，对癌症病人而言，养心护心非常重要。夏季可选用茯苓、麦冬、莲子、百合、竹叶、柏子仁等养心安神之品。

夏季炎热，食欲不好，饮食宜清淡，以低脂、低盐、多维生素的食物为主，可多食用各种营养保健粥来开胃。多吃些小米、玉米、豆类、鱼类、洋葱、土豆、冬瓜、苦瓜、芦笋、南瓜、香蕉、苹果等新鲜的蔬菜、水果，应少吃动物内脏、鸡蛋黄、肥肉、鱼子、虾以及咸菜等过咸的食物。

▼ 秋季润肺防燥

秋季气温降低，雨量减少，干燥的气候极易伤损肺阴，出现口干咽燥、干咳少痰、皮肤干燥、便秘等症状，因此，秋季应注意防燥。肺癌病人应尤其注意秋季的饮食保健。

癌症病人在秋季应适当多吃酸味的果蔬，少吃葱、姜等辛味之品。秋燥当令，易伤津液，饮食应以滋阴润肺为主，不应再吃生冷的食物。正如《饮膳正要》中所说，"秋气燥，宜食麻以润其燥，禁寒饮"。所以，秋季可适当食用芝麻、糯米、粳米、蜂蜜、枇杷、菠萝等柔润之品，以润燥、益胃、生津。

▼ 冬季养肾防寒

冬季气候寒冷，万物闭藏，人体的阳气也潜藏于内，新陈代谢变慢，需要依靠肾脏发挥作用，保证正常的生命活动。因此，冬季时节肾脏功能正常，则可调节机体适应严冬的变化，养肾防寒非常重要。

癌症病人多数偏于阳虚，冬季的调养对体质的恢复特别重要，冬季的饮食自然也要特别注意。癌症病人冬季可适当多吃羊肉、狗肉、鸭肉、鹅肉、萝卜、核桃、栗子、红薯等食物，还应"少吃咸、多吃苦"。肾主咸，冬季是肾经旺盛之时，咸味吃多了，就会使本来偏亢的肾水更加亢盛，导致心阳的力量减弱。而心主苦，多吃些苦味的食物，可助心阳。冬季天气寒冷，应忌食生冷、黏硬等不易消化的食物，避免损伤脾胃之阳气。

癌症康复中切勿滥补

滥补，尤其是手术后滥补，是影响很多癌症病人康复的错误做法。很多癌症病人的家属看到病人在手术后，或者放疗、化疗结束后，身体虚弱，便让病人吃各种补益的食品，进补营养，以促进身体的恢复。这种做法其实并不利于病人的康复，还会影响病人的康复速度。

▼ 滥用人参调补不可行

说到补益之品，最常用的就是各种参类，参类品种繁多，攻效各不相同，如果选用不当，很可能收到适得其反的效果。

人参是最为著名的，其性微温，味甘性、微苦，可大补元气，具有补脾益肺、生津止渴、安神增智之功效。适量服用人参可以培元固本，恢复元气，可适用于晚期癌症病人，以及放疗、化疗期间的病人。

由于人参药性偏热，骨蒸劳热等阴虚内热、火郁之证者应忌用，此类病人常表现为五心烦热、午后潮热、盗汗、颧红、消瘦、血热吐衄、目赤头眩、舌红少苔等。如果此类病人连续、长期、大量服用人参，可产生头痛、失眠、心悸、血压升高、精神抑郁等不良反应，俗称"滥用人参综合征"。

由此可见，人参切不可滥用，需在医生指导下适量服用。

▼ 西洋参并非适合所有病人

西洋参性寒，味甘、微苦，具有补气养阴、清火生津之功效，是清补的佳品，很多病人会服用。但并非所有的癌症病人都适合服用西洋参。

癌症晚期，或手术、放疗、化疗后见气阴两虚兼有虚热的病人，可服用西洋参，此类病人常表现为久咳、口咽干燥、心烦失眠、四肢倦怠、气短等。

而阳气不足、胃有湿寒的癌症病人应忌服西洋参，此类病人常有面色苍白、四肢浮肿、畏寒怕冷、心跳缓慢、食欲不振、恶心呕吐、腹痛腹胀、大便溏薄、舌苔白腻等症状。许多反复化疗的病人会出现以上症状，所以在化疗后使用西洋参时一定要多留意，如属于以上情况者不宜服用西洋参。

癌症病人该怎么补

经过手术、放疗、化疗或中医药治疗后，病人的体质往往较虚弱，希望能吃些补品以促进身体的恢复，但又不知哪些能吃，哪些不能吃。当病情较稳定时，病人会担心癌症复发或转移，想通过食用有抗癌功效的保健品或补品抗击癌症。

补养、扶正、祛邪、壮阳、活血、散寒类的保健食品，适量、合理食用可增强病人的免疫力，但不能替代抗癌药物，不可将其作为治疗用。

癌症病人的体质有阴、阳、虚、实之不同，补品有寒、热、温、凉、平等不同性质，应在医生指导下，因人适时地进补。一般常用的有平补、凉补、温补和峻补法。

▼ 平补法

癌症病人，特别是气虚者，可长期选用以甘平为主，不寒不热、不腻不燥、补性平和而缓释的补品。例如山药、薏苡仁、扁豆、莲子、芝麻、松子、核桃、燕窝、银耳、茯苓、山楂、枸杞、女贞子、龟板胶、阿胶、党参、太子参、甘草等。

▼ 凉补法

身体虚弱、阴虚火旺或气阴两虚的癌症病人，宜选用补而不滋腻的补品。例如梨、菱角、蘑菇、香蕉、西瓜、生柿、百合、苦瓜、紫菜、海带、菊花、生地黄、白芍、桑椹、沙参、麦冬、元参、石斛等。

▼ 温补法

气虚、阳虚的癌症病人，常有倦怠、乏力、肢冷、胃寒等表现，宜选用性质温热的补品。例如羊肉、牛肉、鸡肉、大枣、桂圆、杏仁、桃、杏、黄鳝、海虾、黄芪、白术、冬虫夏草等。有口干舌燥、舌红少苔、低热、大便秘结等症状的燥热病人，不宜服用以上补品。

▼ 峻补法

如癌症病人出现元气暴脱、亡阴、亡阳证候，症见虚脱、休克等，此时宜用性质较热，补益作用峻急，疗效迅速的补品。例如人参、附子、肉桂、鹿茸、鹿尾、仙茅、仙灵脾、人胎盘、各种鞭酒等。使用峻补法时，应掌握病愈即止、康复即停的原则，而且阴虚内热者禁用。

视病情不同而忌口

饮食与癌症的发生、发展密切相关，在治疗和康复期间，必要的忌口是需要的。忌口应视病情和病人脾胃功能的情况而定，不能统一论之。

▼ 热性癌症病人忌食热性食物

热性癌症病人常有发热、咽喉痛、大便燥结、癌肿灼热等表现，适合吃蔬菜、瓜果等能清热解渴的食物。辛辣的食物以及生姜、花椒等热性食物，热性癌症病人不应食用，避免生痰动火，刺激癌细胞。

▼ 寒性癌症病人减轻胃肠负担，少食多餐

生姜、大蒜、酒等辛热食物，少食能通阳健胃，适合有胃脘寒痛等症的寒性癌症病人食用。但多食会生痰动火，上焦癌症、皮肤癌病人应慎用。

寒性癌症病人多有胃脘疼痛、呕吐、泄泻等症，不宜吃生冷、坚硬的瓜果及寒性的食物，如梨、黄瓜、冷饮等。另外，芹菜、黄豆芽、韭菜等含纤维素多的食物也不宜食用。这些食物容易使肠胃功能受到影响，加重肠胃的不适反应。

采取少食多餐的方法，每日4～5餐，适当多吃小米红枣粥、山药粥、鸡蛋面糊、薄面片、藕粉、豆浆等易消化的食物，既可减轻胃肠负担，又易于营养的消化吸收，对病人的康复大有益处。

▼ 不同类型癌症忌食食物各不同

口腔癌、舌癌、喉癌病人，忌食刺激性或热烫的饮食，以及难消化、质硬的油炸食物，以免加重局部症状。

胃癌病人，经过手术、放疗或化疗后，多表现为胃阴不足，口干纳少，舌光红无苔，伴恶心、呕吐等症状，应忌食辛辣、香燥伤阴的食物和补品，如酒糟、辣椒等。肥腻、油炸食物也应慎用，难以消化，有损胃肠功能。

肝癌病人，忌食粗硬的食物，如合并有腹水时，要吃低盐饮食，以减少腹水。如果病人出现浮肿，应该在医生指导下进食低盐或无盐饮食。当病人出现黄疸、腹胀、消化不良的症状时，宜吃低脂、清淡、易消化的饮食。

直肠癌病人，忌食辣椒、胡椒等辛辣刺激性食物，避免刺激肠道。

▼ 治疗方式不同饮食调配也不同

进行手术治疗的癌症病人，根据手术部位的不同，忌食伤气耗血之品；放疗的癌症病人，多见阴津损耗，宜食甘寒生津之品，忌食温热伤津的食物；化疗的癌症病人，多见消化道不良反应和骨髓抑制，白细胞减少，应平补脾胃，忌食肥厚油腻、寒凉伤中的食物。

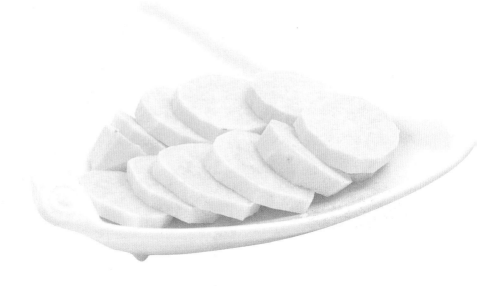

抗癌第一方——
猴头蛇舌草汤

🌸材料·

干猴头菇50克，藤梨根50克，白花蛇舌草50克。

🍲做法·

❶ 将猴头菇放入热水，煮沸30分钟，捞出，剪去根部，用清水反复冲洗，再用温水泡发至软。

❷ 藤梨根和白花蛇舌草用清水洗净。

❸ 将处理好的猴头菇、藤梨根、白花蛇舌草一同放入锅中，加入适量水，煎煮20分钟即可。每日1~2次，饮汤。

> 此汤抗癌防癌的功效显著。藤梨根是猕猴桃科植物猕猴桃的根，具有清热解毒、祛风除湿、利尿止血的功效。白花蛇舌草是大家熟知的抗癌中药，具有清热解毒、消痈散结、利尿除湿之功。猴头菇营养丰富，能增强机体免疫力，抑制癌细胞生长，养护脾胃，煲汤鲜美。三者合用，既发挥各自的抗癌功效，又是味道极佳的一道菜肴。

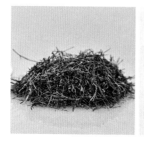
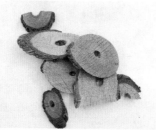
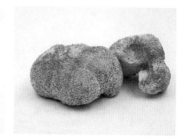

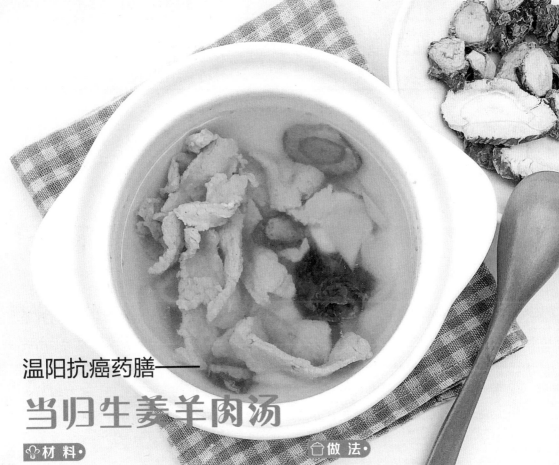

温阳抗癌药膳——
当归生姜羊肉汤

材料

当归20克，生姜30克，羊肉500克，盐、料酒各适量。

当归含有挥发油、有机酸、氨基酸、维生素、微量元素等物质，能显著提升机体造血功能，升高白细胞数量，增强免疫力，能补血活血、润肠通便。生姜具有温中健胃的功能，生姜汁液能在一定程度上抑制癌细胞的生长。羊肉性温，营养丰富，不仅能御寒，还能提高身体免疫力，补肾壮阳、益精气、疗虚劳。三者合用，发挥温中补血、祛寒止痛的作用。

做法

❶ 将当归、生姜洗净，用清水泡软，切片备用。

❷ 羊肉剔去筋膜，洗净，放入开水中焯烫一下，除去血水后捞出，切片备用。

❸ 将处理好的当归、生姜、羊肉一起放入锅中，加入适量清水，放入料酒、盐，旺火烧开后撇去浮沫，转至小火，炖至羊肉熟烂即可。

抗癌止血药膳——
仙鹤枣粥

材料·

仙鹤草30克，大枣20个，糯米适量。

做法·

锅中加入适量水，将洗净的仙鹤草、大枣、糯米一起放入锅中，大火烧沸，转至小火熬煮，煮至粥黏稠即可。每日早、晚服用。

仙鹤草性味苦涩而平，有收敛止血、补虚、消积、止痢、杀虫、解毒消肿等功效，多用来治疗咯血、吐血等多种出血证，以及脱力劳伤、神疲乏力、面色萎黄等症。现代药理研究发现，仙鹤草中含有仙鹤草素、仙鹤草内酯、鞣质、甾醇、有机酸、皂苷等有效成分，其水煎液有抑制癌细胞生长的作用，还可增加白细胞的数量，提高机体的免疫力，尤其对体质虚弱伴有出血的癌症病人疗效更为显著。大枣甘温，具有健脾养血之功效。两者合用，止血补血，适用于癌症出血的病人止血抗癌。

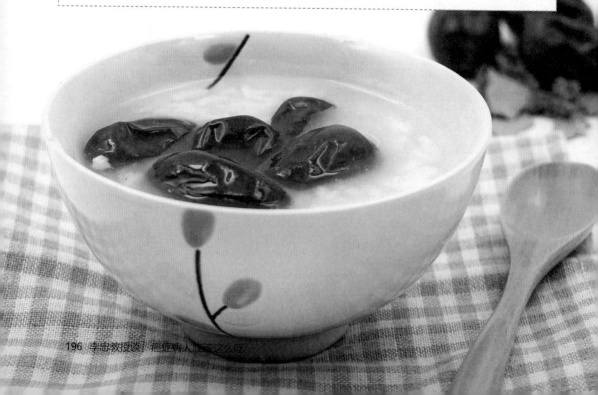

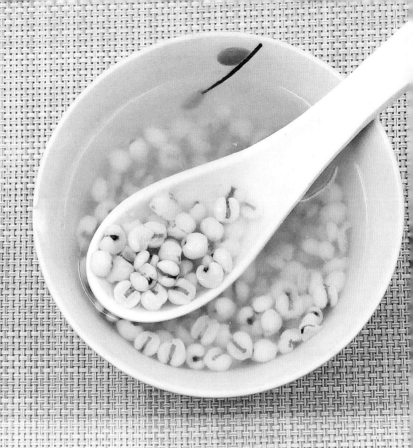

抗癌消水药膳——
薏苡仁萝卜饮

🌿 材料·

薏苡仁50克，白萝卜汁500毫升。

🍲 做法·

将薏苡仁洗净，放入碗中，倒入白萝卜汁，上笼蒸1小时即可。每日早晚服用，连服10日。

薏苡仁具有健脾化湿、利水消肿的功效。萝卜，能消食、化痰定喘、清热顺气、消肿散瘀。现代研究发现，萝卜中含有葡萄糖、蔗糖、果糖、粗纤维、维生素C、多种氨基酸和少量粗蛋白，还含有一种木质素，可提高人体免疫系统功能，有效提高巨噬细胞的活性，增强机体的抗癌能力。此药膳特别适合癌症腹水病人服用。

升白药膳——

牛筋血藤骨脂汤

材料·

牛蹄筋50克，鸡血藤30～50克，补骨脂10克。

做法·

将牛蹄筋、鸡血藤、补骨脂洗净后，放入锅中，加适量水，大火煮沸后转小火熬煮1小时左右，煮至筋烂即成。取汁饮，每日2次。

牛蹄筋口感淡嫩不腻，质地犹如海参，含有丰富的胶原蛋白，脂肪含量低，不含胆固醇，为宴席上品。牛蹄筋能增强细胞的新陈代谢，延缓皮肤衰老，有强筋壮骨的功效，对腰膝酸软、身体瘦弱者有很好的食疗作用。鸡血藤具有补血活血、舒筋活络之效。现代药理研究发现，鸡血藤含有鸡血藤素、鸡血藤醇、豆甾醇、蒲公英酮等，对癌细胞生长有抑制作用，还能增加血细胞数量。补骨脂能补肾壮阳、温脾止泻、固精缩尿。现代药理研究发现，补骨脂中含有挥发油、有机酸、碱溶性树脂、香豆精类补骨脂素、甾醇、生物碱等成分，挥发油等成分具有抗癌作用。三者合用，适宜放疗、化疗后白细胞低下者饮用，能补肾强身、养血生髓。

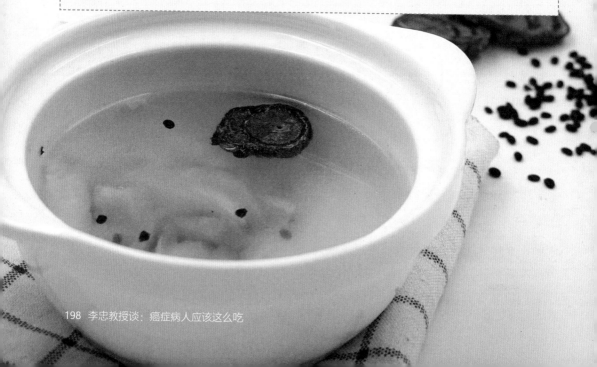

缓解癌性疲劳药膳——
人参粳米粥

🥄 材料·

人参末3克，粳米60克，冰糖适量。

🍲 做法·

将洗净的粳米放入锅中，加入人参末和适量水，大火烧开后转至小火熬煮，熬至粥稠，依据个人口味加入适量冰糖搅匀即可。

晚期癌症病人、放疗或化疗期间的癌症病人，身体虚弱，适量服用人参可培元固本，恢复元气，补脾益肺。现代药理研究发现，人参中含有人参皂苷、挥发油、多种氨基酸、肽类、葡萄糖、果糖、蔗糖、果胶、B族维生素、烟酸等物质，其中多种皂苷、糖类及挥发油具有抗癌作用，还能增加对抗癌药物的敏感性，增强吞噬细胞活性，加强机体免疫力。粳米味甘淡，性平，具有补中益气、平和五脏、止烦渴、止泻、壮筋骨、通血脉之功效。粳米与人参合用，共同发挥扶正抗癌的作用，对缓解癌症疲劳有显著疗效，但阴虚阳亢、火郁内热等证者忌用此方。

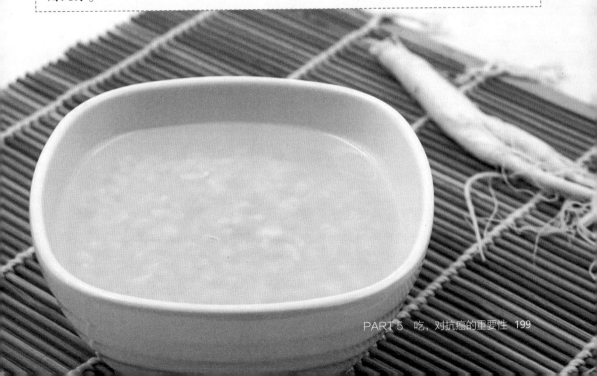

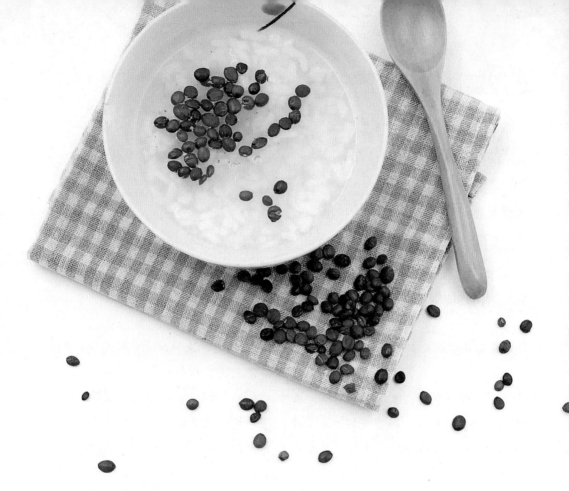

宁心安神药膳——

酸枣仁粥

🍳 材料·

酸枣仁末15克，粳米
100克。

🍲 做法·

将洗净的粳米放入锅中，加入适量水，大火煮沸
后转小火熬煮，粥将熟时加入酸枣仁末，搅匀后
继续熬煮，煮至粥成即可。

酸枣仁味酸，性平，无毒，可祛邪气，安神养心，平胃气，补中气，增津液。
研究显示，酸枣仁有显著的镇静作用，主要影响慢波睡眠的深睡阶段。酸枣仁与
粳米共用，可宁心安神，适用于有心悸、失眠、心烦等症状的癌症病人食用。

改变不良饮食习惯预防癌症复发

癌是一种状态，只有改变癌细胞生存的环境，才能成功抗癌。而改变癌状态的关键环节之一就是改变不正确的饮食习惯和方式。

▼ 少吃刺激性、生冷的食物

刺激性、生冷、过烫的食物对消化道黏膜有较强的刺激作用，容易造成黏膜损伤，引起腹泻、消化道炎症等，反复受伤的消化道易出现增生性病变，进一步发展就可能出现癌变。很多消化系统癌症病人，特别是食管癌、胃癌病人，就是喜欢吃刺激性、滚烫的或生冷性的食物。减少这些食物对消化道的刺激，就能有效保护消化道健康，降低消化系统癌症复发或发生的可能。

▼ 少吃油炸、腌制的食物

油炸食物经过高温处理后，其中的营养成分遭到破坏，而且反复高温加热的油中易产生致癌物质。腊肉、香肠、咸鱼、咸菜等腌制食品中，含有亚硝胺等有毒物质，长期食用易诱发癌症。油炸及腌制类食物都不易消化，加重胃肠的消化负担，为了减少脾胃受损，减少体内致癌物质和毒素的累积，此类食物最好不吃。

▼ 多吃蔬菜水果，补充维生素

很多癌症病人都不喜欢吃蔬菜和水果，只爱吃肉。研究发现，长期摄入红肉和熟肉制品分别使患结肠癌的危险增加29%和50%。

蔬菜和水果中含有多种维生素以及纤维素，其中类胡萝卜素、维生素C、维生素E、视黄醇等都具有抗氧化和抗癌功效。另外，蔬菜水果中含有的微量元素硒、膳食纤维、吲哚、酚类、萜类、类黄酮等物质也是有效的抗癌成分。胡萝卜、西红柿、葱、大蒜、萝卜、橘类水果等具有较强的抗癌作用，尤其对口腔、食管、胃、结肠等部位的癌症效果更显著。因此，平时应多吃新鲜的蔬菜水果，机体中多补充这些有效成分，发挥它们的抗癌功效。

▼ 吃饭要细嚼慢咽

现代人们生活节奏紧张，工作和生活压力大，吃饭往往都狼吞虎咽，快速解决。吃饭速度快，无法将食物充分咀嚼，大块的食团易损伤消化道黏膜，也会对食道和贲门等消化道产生较强的机械刺激，产生慢性炎症，可能进一步发展成癌症。

吃饭时对食物咀嚼的次数越多，食物的体积越细小，越有利于消化液与食物的充分混合，也减少食物对消化道的机械刺激，减轻胃肠道的负担，营养物质更易被消化吸收。为了胃肠道的健康，减少消化道癌症的发生、发展，吃饭时一定要细嚼慢咽。

▼ 规律饮食，定时定量

吃饭时间不定，饥一顿饱一顿，经常在外就餐，这是现代人饮食的普遍现象，其实对身体健康是十分不利的。

按时吃饭有利于脾胃功能的正常运行，保证人体气血的补充和协调，避免五脏功能失调，预防癌症的发生。每日三餐，到了该吃饭的时间，不管肚子饿不饿，都应该主动吃东西，刺激消化液的分泌，有利于体内毒素和致癌物质的排出。

每餐的食量要适度，不能暴饮暴食，不要吃得过饱。《黄帝内经》中说："饮食自倍，肠胃乃伤。"一次吃得太多，会损伤我们的肠胃，导致肠胃功能失调，长期如此易引发各种疾病。

如果可以的话，尽量回家吃饭。在外就餐吃饭时间不确定，聚会中大量饮酒伤身，而且外面售卖的食物多肥腻、油炸之品，食品添加剂较多，长期食用会加重胃肠负担，易使身体处于"癌状态"。